大展好書　好書大展
品嘗好書　冠群可期

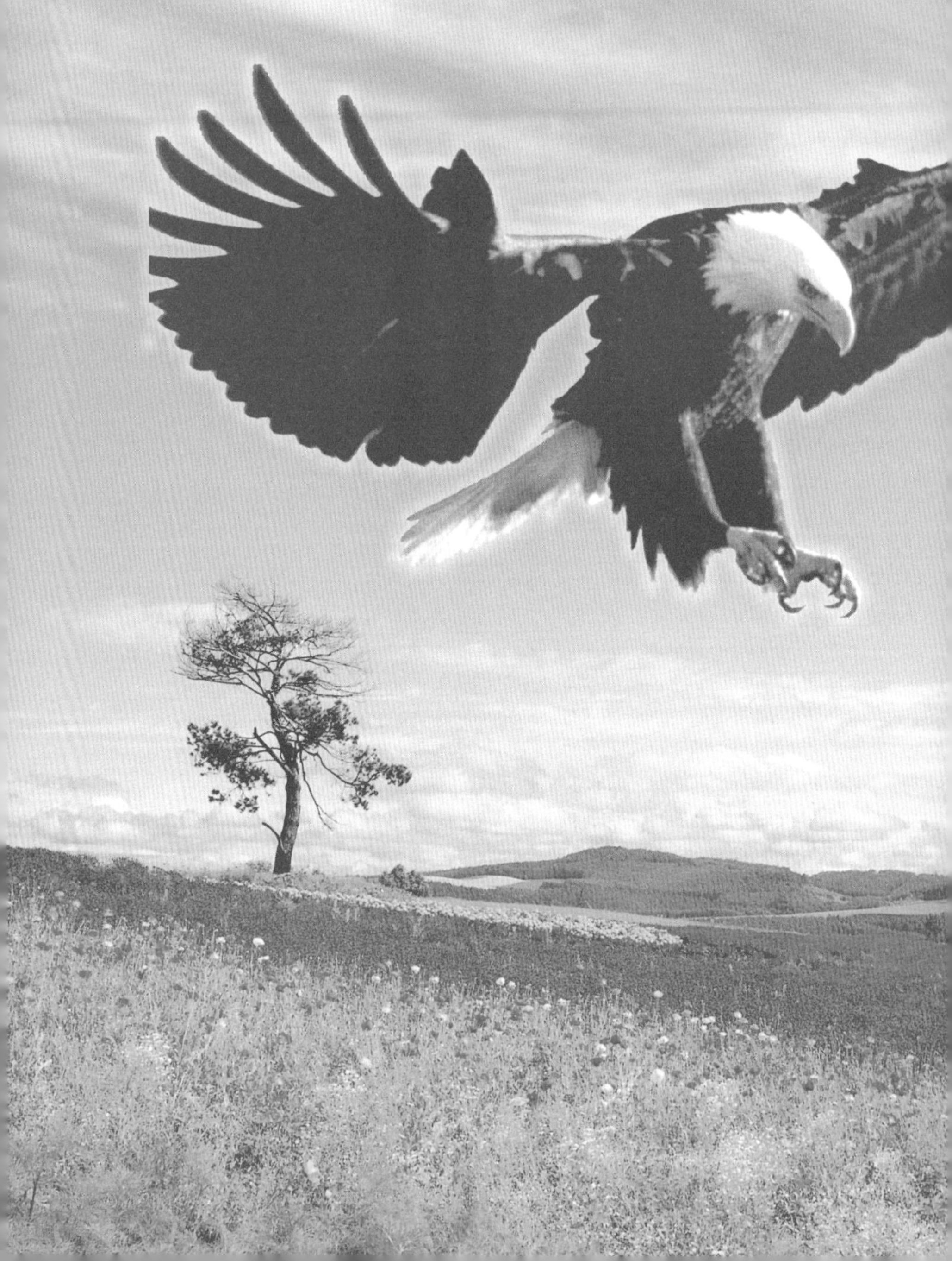

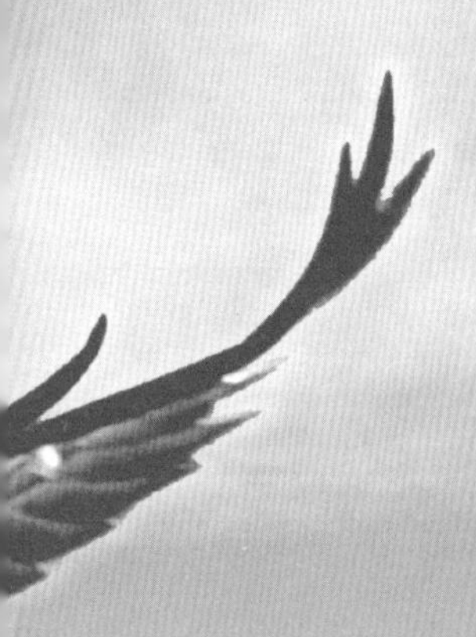

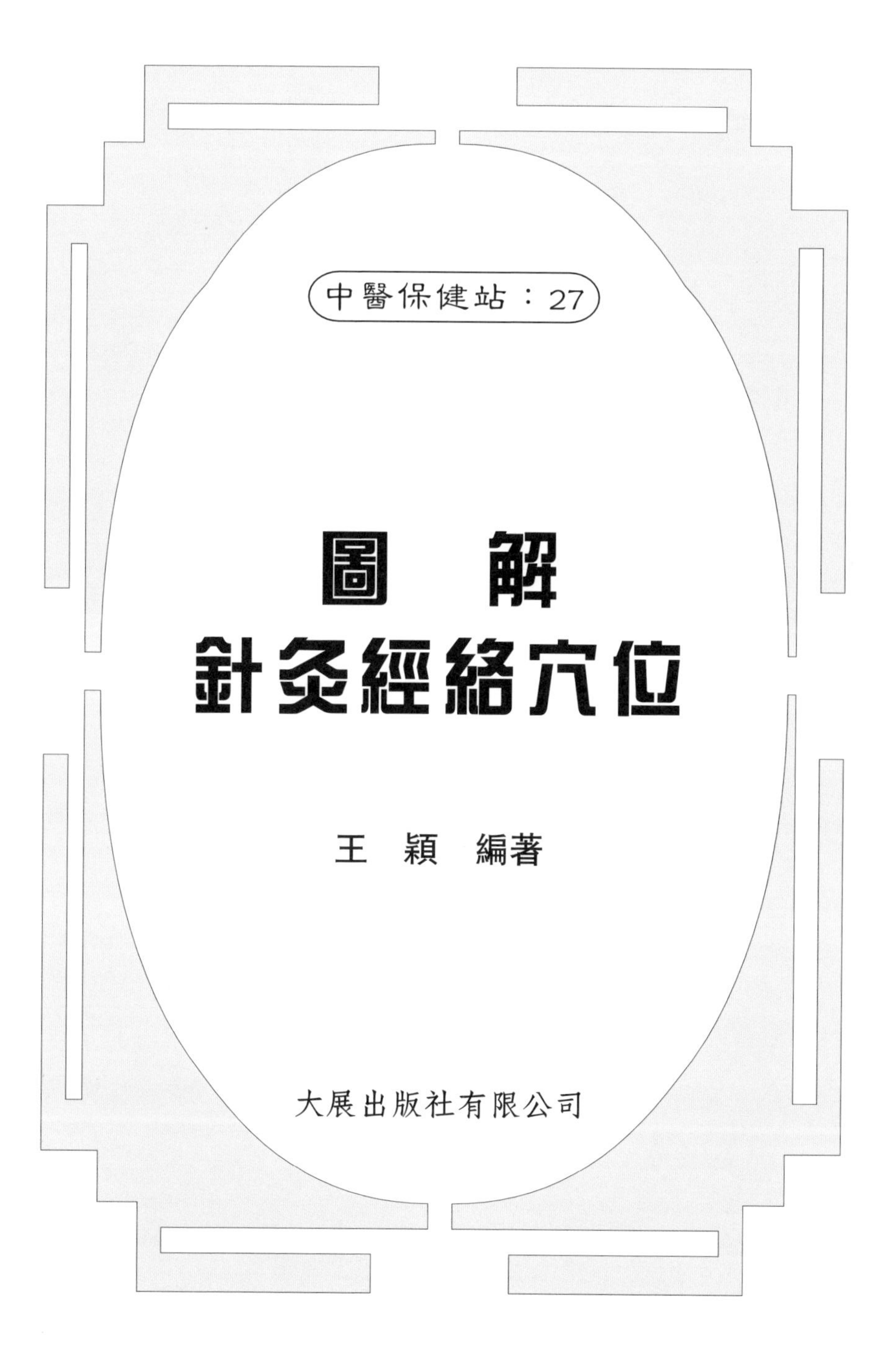

中醫保健站：27

圖　解
針灸經絡穴位

王　穎　編著

大展出版社有限公司

前　言

針灸療法簡單實用、療效確定，已被認爲是目前自然療法中效果相對明顯和副作用較少的方法之一。在對針灸從業人員的調查過程中了解到，針灸、按摩不僅在各大醫院有設置，而且也是各種小型醫療場所、美容院、娛樂場所的主要經營項目，還能作爲許多出國留學人員在國外的生存技術。

學習針灸的人首先要了解經絡和腧穴的部位、作用等，而人體常用的 14 條經絡和 300 餘個腧穴對於初學者來說，要想快速掌握是很難的。爲使廣大針灸專業讀者更快、更準確地學習經絡、腧穴知識，我們編寫了《圖解針灸經絡穴位》。

該書主要介紹了針灸常用的人體 14 條經脈的走行、300 餘個腧穴的定位、功能主治、刺法操作等。每條經絡都附有英文名稱，介紹了經絡循行原文和主治概要，對個別腧穴的名稱用漢語拼音進行了標注，每條經絡都配有 2~3 幅眞人實體的穴位圖。經絡原文可以背誦，這樣就能按經典的描述掌握經絡循行。

書後附有經絡總圖和人體骨度分寸圖。全書内容簡單明瞭，穴位清晰、準確。適用於針灸學生、初學者和針灸愛好者。

目　　錄

一、手太陰肺經穴 …… 5
二、手陽明大腸經穴 …… 9
三、足陽明胃經穴 …… 15
四、足太陰脾經穴 …… 27
五、手少陰心經穴 …… 33
六、手太陽小腸經穴 …… 36
七、足太陽膀胱經穴 …… 43
八、足少陰腎經穴 …… 59
九、手厥陰心包經穴 …… 67
十、手少陽三焦經穴 …… 70
十一、足少陽膽經穴 …… 76
十二、足厥陰肝經穴 …… 88
十三、督　脈 …… 94
十四、任　脈 …… 102
十五、經外奇穴 …… 109
附：人體經絡與骨度分寸總圖 …… 125

一、手太陰肺經穴
（Lung Meridian of Hand-Taiyin）

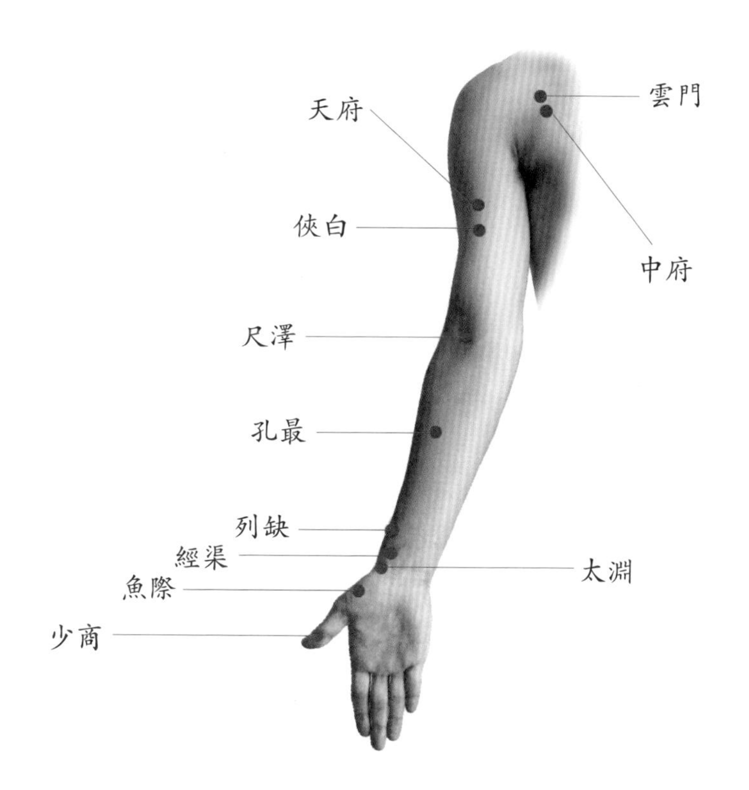

經絡循行

肺手太陰之脈，起於中焦，下絡大腸，還循胃口（胃的上口），上膈屬肺，從肺系（肺與喉嚨相聯繫的部位）橫出腋下，下循臑內（上臂內側），行少陰（手少陰心經）、心主（手厥陰經）之前，下肘中，循臂內上骨下廉（前臂內側前緣），入寸口，上魚，循魚際，出大指之端。其支者，從腕後（列缺處）直出次指內廉，出其端。

主治概要

主治頭面、喉、胸、肺部疾患，如咳嗽、氣喘、咯血、傷風、咽喉腫痛、肩背部疼痛等疾病。

中府（LU_1）

在胸外側部，雲門下 1 寸，平第一肋間隙處，距前正中線 6 寸。偏於治療肺臟病症。

【刺灸法】向外斜刺或平刺 0.5～0.8 寸，不可向內深刺，以免傷及肺臟。

雲門（LU_2）

在胸外側部，肩胛骨喙突上方，鎖骨下窩凹陷處，距前正中線 6 寸。

【刺灸法】向外斜刺 0.5～0.8 寸，不可向內深刺，以免引起氣胸，可灸。

天府（LU_3）

在臂內側面，肱二頭肌橈側緣，腋前紋頭下 3 寸處。專治鼻出血。

【刺灸法】直刺 0.5～1 寸。

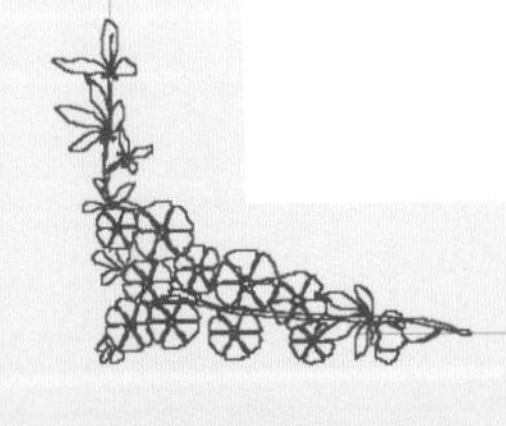

俠白（LU_4 xiá bái）

在臂內側面，肱二頭肌橈側緣，腋前紋頭下 4 寸，或肘橫紋上 5 寸處。

【刺灸法】直刺 0.5～1 寸。

尺澤（LU_5）

在肘橫紋中，肱二頭肌腱橈側凹陷處。清瀉肺熱，治療咳嗽、氣喘等。

【刺灸法】直刺 0.8～1.2 寸，或三棱針點刺出血。

孔最（LU_6）

在前臂掌面橈側，當尺澤與太淵連線上，腕橫紋上 7 寸處。配魚際治療咳血。

【刺灸法】直刺 0.5～1 寸。

列缺（LU_7）

八脈交會穴，通任脈。在前臂橈側緣，橈骨莖突上方，腕橫紋上 1.5 寸，當肱橈肌與拇長展肌腱之間。

注意取穴時勿按「簡便取穴法」將本穴誤定位在手陽明經上。「頭項循列缺」，治療傷風、頭痛、咳嗽、氣喘等症。

【刺灸法】向上斜刺 0.3～1 寸，針感為麻刺感上傳。

經渠（LU_8）

在前臂掌面橈側，橈骨莖突與橈動脈之間凹陷處，腕橫紋上 1 寸。

【刺灸法】避開橈動脈，直刺 0.3～0.5 寸。

太淵（LU_9）

輸穴，原穴，八會穴之脈會。在腕掌側横紋橈側，橈動脈搏動處。治療咳嗽、氣喘、咽喉腫痛。配人迎治無脈症。

【刺灸法】避開橈動脈，直刺 0.3～0.5 寸。

魚際（LU_{10}）

在手拇指本節（第 1 掌指關節）後凹陷處，約當第 1 掌骨中點橈側，赤白肉際處。

【刺灸法】直刺 0.5～0.8 寸，或三棱針點刺出血。

少商（LU_{11}）

在手拇指末節橈側，距指甲角 0.1 寸。治療咽喉腫痛、發熱、昏迷。

【刺灸法】淺刺 0.1 寸，或點刺出血。

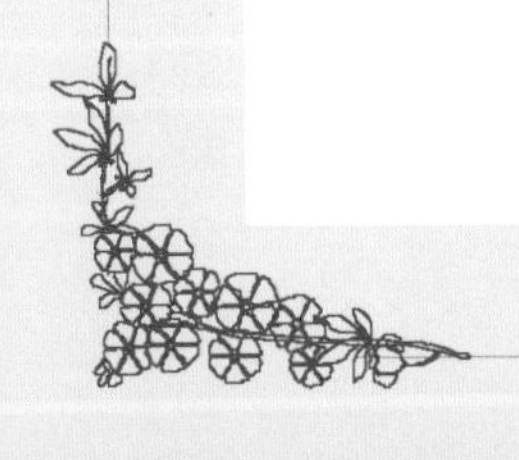

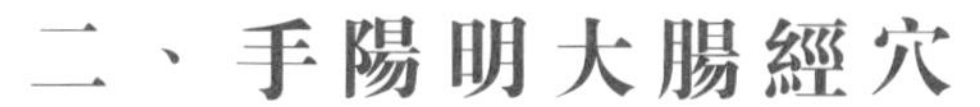

(Large Intestine Meridian of Hand-Yangming)

經絡循行

大腸手陽明之脈，起於大指次指（食指）之端，循指上廉，出合谷兩骨（第一、第二掌骨）之間，上入兩筋（拇長伸肌腱、拇短伸肌腱）之中，循臂上廉，入肘外廉，上臑外（上臂外側）前廉，上肩，出髃骨（肩峰部）之前廉，上出於柱骨之會上（頸椎部大椎穴），下入缺盆，絡肺，下膈，屬大腸；其支者，從缺盆上頸，貫頰，入下齒中，還出挾口，交人中，左之右，右之左，上挾鼻孔。

主治概要

主治頭面、喉、胸、肺病和經脈循行部位的其他病症。

商陽（LI_1）

在手食指末節橈側，距指甲角 0.1 寸。

【刺灸法】淺刺 0.1 寸，或點刺出血。

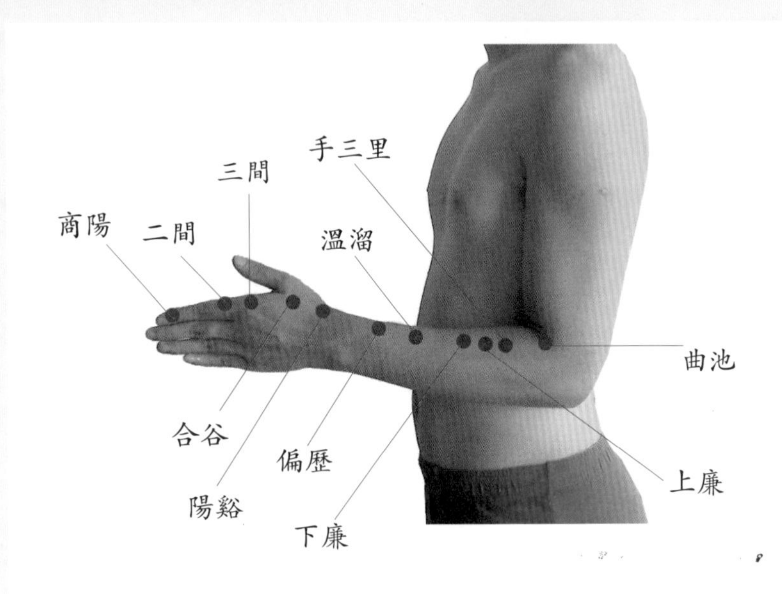

二間（LI_2）

微握拳，當手食指本節（第 2 掌指關節）前，橈側凹陷中赤白肉際。

【刺灸法】直刺 0.2～0.3 寸。

三間（LI_3）

微握拳，在手食指本節（第 2 掌指關節）後，橈側凹陷處。

【刺灸法】直刺 0.3～0.5 寸。

合谷（LI_4）

原穴；四總穴，「面口合谷收」，與太衝構成「四關穴」，運行全身氣血。在手背，第 1、2 掌骨間，當第 2 掌骨橈側的中點處。

治療頭痛、目赤腫痛、鼻出血、齒痛、牙關緊閉、口眼喎斜、耳聾、痄腮、咽喉腫痛、熱病無汗、多汗、經閉、滯產。

【刺灸法】直刺 0.5～1 寸。孕婦不宜針。

陽谿（LI_5）

在腕背横紋橈側，手拇指向上翹起時，當拇短伸肌腱與拇長伸肌腱之間的凹陷中。

【刺灸法】直刺 0.5～0.8 寸。

偏歷（LI_6）

屈肘，在前臂背面橈側，當陽谿與曲池連線上，腕横紋上 3 寸處。

【刺灸法】直刺或斜刺 0.5～0.8 寸。

溫溜（LI_7）

屈肘，在前臂背面橈側，當陽谿與曲池連線上，腕横紋上 5 寸處。

【刺灸法】直刺 0.5～1 寸。

下廉（LI_8）

在前臂背面橈側，當陽谿與曲池連線上，肘横紋下 4 寸處。

【刺灸法】直刺 0.5～1 寸。

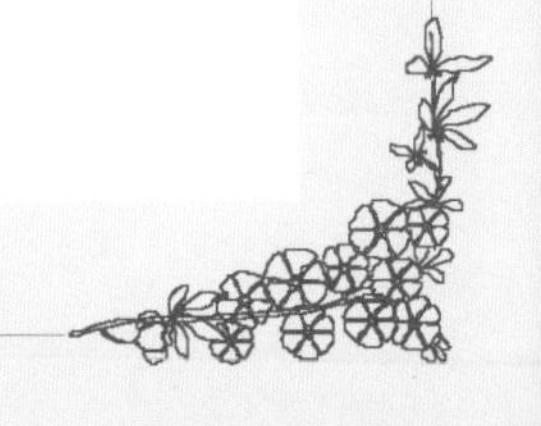

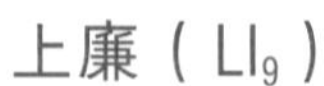

上廉（LI_{9}）

在前臂背面橈側，當陽谿與曲池連線上，肘橫紋下 3 寸處。穴下佈有前臂背側皮神經與橈神經深支，治療頸椎病所致手臂麻木尤效。

【刺灸法】直刺 0.5～1 寸。

手三里（LI_{10}）

在前臂背面橈側，當陽谿與曲池連線上，肘橫紋下 2 寸處。

【刺灸法】直刺 0.8～1.2 寸。

曲池（LI_{11}）

屈肘成直角，在肘橫紋外側紋頭與肱骨外上髁連線中點。治療咽喉腫痛、瘰癧、癮疹、高血壓等。

【刺灸法】直刺 1～1.5 寸。

肘髎（LI_{12} zhǒu liáo）

在臂外側，屈肘，曲池上方 1 寸，當肱骨前緣處。

【刺灸法】直刺 0.5～1 寸。

手五里（LI_{13}）

在臂外側，當曲池與肩髃連線上，曲池上 3 寸處。

【刺灸法】直刺 0.5～1 寸。

臂臑（LI_{14} bì nào）

在臂外側，三角肌止點處，當曲池與肩髃連線上，曲

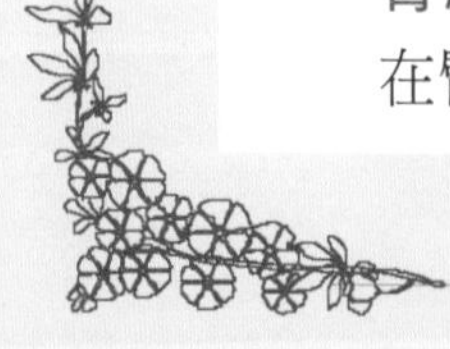

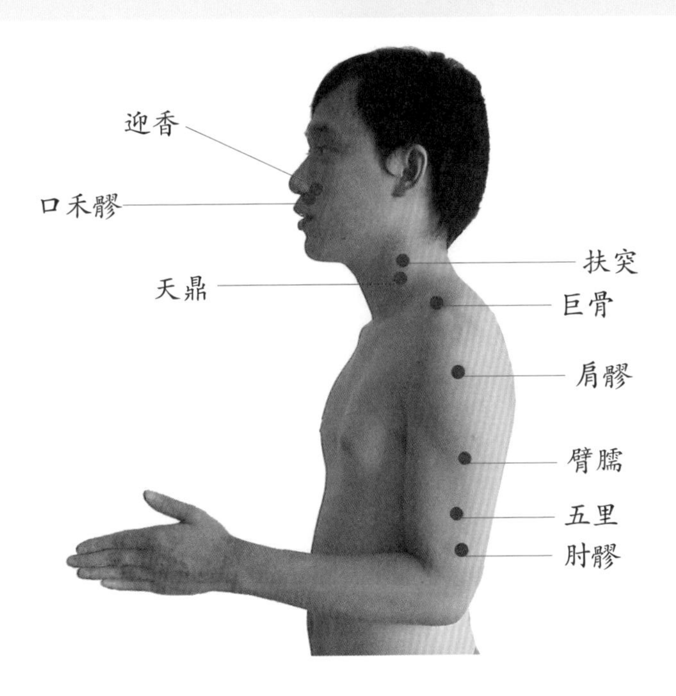

池上7寸處。

【刺灸法】直刺或向上斜刺0.8～1.5寸。

肩髃（LI_{15} jiān yú）

手陽明經、陽蹻脈交會穴。在肩部，三角肌上，臂外展，或向前平伸時，當肩峰前下凹陷處。

【刺灸法】直刺或向下斜刺0.8～1.5寸。

巨骨（LI_{16}）

在肩上部，當鎖骨肩峰端與肩胛岡之間凹陷處。

【刺灸法】向外斜刺0.5～1寸。

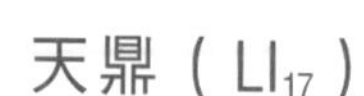

天鼎（LI_{17}）

在頸外側部，胸鎖乳突肌後緣，當喉結旁，扶突與缺盆連線中點。

【刺灸法】直刺 0.5～0.8 寸。

扶突（LI_{18}）

在頸外側部，喉結旁，當胸鎖乳突肌前、後緣之間。

【刺灸法】直刺 0.5～0.8 寸。

口禾髎（LI_{19}）

在上唇部，鼻孔外緣直下，平水溝穴。

【刺灸法】直刺或斜刺 0.3～0.5 寸。

迎香（LI_{20}）

手、足陽明經交會穴。在鼻翼外緣中點旁，當鼻唇溝中。治療鼻塞、口、面痛、膽道蛔蟲症。

【刺灸法】向內上斜刺或平刺 0.3～0.5 寸，不宜灸。

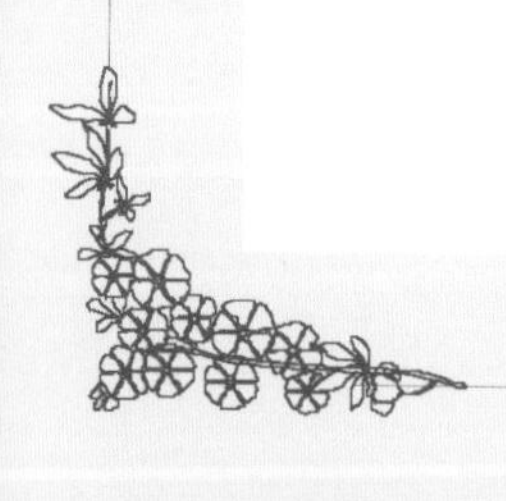

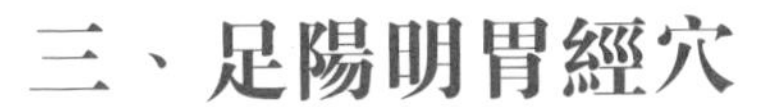

三、足陽明胃經穴

(Stomach Meridian of Foot-Yangming)

經絡循行

胃足陽明之脈，起於鼻，交頞(鼻根)中，旁約(會合)太陽(足太陽)之脈，下循鼻外，入上齒中，還出挾口環脣，下交承漿，卻循頤(下頷部)後下廉，出大迎，循頰車，上耳前，過客主人，循髮際，至額顱(前額骨部)；其支者，從大迎前下人迎，循喉嚨，入缺盆，下膈，屬胃，絡脾；其直者，從缺盆下乳內廉，下挾臍，入氣街(氣衝部，當股動脈搏動處)中；其支者，起於胃口，循腹里，下至氣街中而合，以下髀關，抵伏兔，下入膝髕中，下循脛外廉，下足跗(足背)，入中指內間；其支者，下廉三寸而別(分出)，下入中指外間；其支者，別跗上，入大指間，出其端。

主治概要

主治胃腸病和頭面、目、鼻、口齒病和神志病，以及經脈循行部位的其他病症。

承泣(ST1)

足陽明經、陽蹻、任脈交會穴。在面部，瞳孔直下，

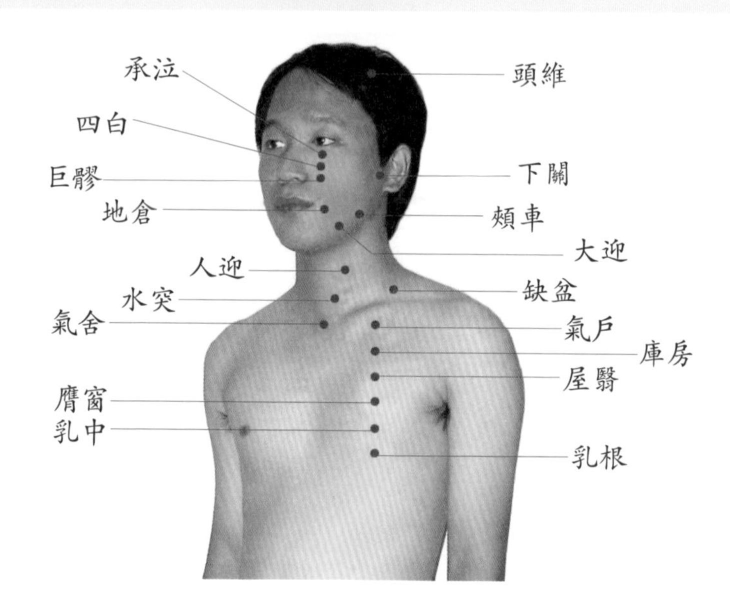

當眼球與眶下緣之間。

【刺灸法】患者閉目，以押手拇指向上輕推眼球，緊靠眶緣緩慢向上斜刺 0.5～1.5 寸，不提插，不捻轉，不留針，出針時按壓針孔 1～2 分鐘，以防刺破血管引起血腫。

四白（ST_2）

在面部，瞳孔直下，當眶下孔凹陷處。

【刺灸法】向上斜刺 0.3～0.5 寸，不可深刺；或向其他穴位透刺。治療目赤痛癢、目翳、眼瞼瞤動，口喎。

巨髎（ST_3）

足陽明胃經、陽蹻脈交會穴。在面部，端坐正視，瞳孔直下，平鼻翼下緣處，當鼻唇溝外側。

【刺灸法】斜刺或直刺 0.3～0.5 寸，直刺 2 寸治療上牙痛、三叉神經痛。

地倉（ST_4）

手足陽明經、陽蹻脈交會穴。在面部，口角外側 4 分，上直對瞳孔。

【刺灸法】斜刺或平刺 0.5～0.8 寸。

大迎（ST_5）

在下頜角前方，咬肌附著部前緣，當面動脈搏動處。

【刺灸法】避開動脈，斜刺或平刺 0.3～0.5 寸。

頰車（ST_6）

在面頰部，下頜角前上方約 1 橫指（中指），當咀嚼時咬肌隆起，按之中央凹陷處。

【刺灸法】其下有面神經，直刺 0.3～0.5 寸，平刺 0.5～1 寸。

下關（ST_7）

足陽明、足少陽經交會穴。在面部耳前方，當顴弓與下頜切跡所形成的凹陷中，閉口取穴。

【刺灸法】直刺 0.5～1 寸。

頭維（ST_8）

足陽明、足少陽經與陽維脈交會穴。在頭側部，當額角入髮際 0.5 寸，頭正中線旁 4.5 寸。

【刺灸法】平刺 0.5～1 寸，不可灸。

人迎（ST_9）

足陽明、足少陽經交會穴。在頸部，喉結旁，當胸鎖乳突肌的前緣，頸總動脈搏動處。治療咽喉腫痛、氣喘、瘰癧、癭氣、高血壓。

【刺灸法】避開頸總動脈，直刺 0.3～0.8 寸，不可灸。

【附註】穴下有甲狀腺上動脈；當頸內、外動脈分歧處，有頸前淺靜脈，外為頸內靜脈；佈有頸皮神經，面神經頸支，深層頸動脈球，最深層為交感神經幹，外側有舌下神經降支及迷走神經。

水突（ST_{10}）

在頸部，胸鎖乳突肌的前緣，當人迎與氣舍連線的中點。

【刺灸法】直刺 0.3～0.8 寸。

氣舍（ST_{11}）

在頸部，當鎖骨內側端的上緣，胸鎖乳突肌的胸骨頭與鎖骨頭之間。

【刺灸法】直刺 0.3～0.5 寸，深部為頸總動脈。

【附註】本經氣舍至乳根諸穴，深部有大動脈及肺臟、心臟等重要臟器，不可深刺。

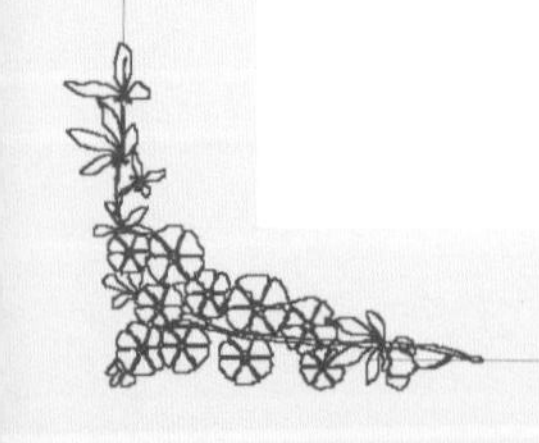

缺盆（ST_{12}）

在鎖骨上窩中央，距前正中線 4 寸。

【刺灸法】直刺或斜刺 0.3～0.5 寸。

氣戶（ST_{13}）

在胸部，當鎖骨中點下緣，距前正中線 4 寸。

【刺灸法】斜刺或平刺 0.5～0.8 寸。

庫房（ST_{14}）

在胸部，當第 1 肋間隙，距前正中線 4 寸。

【刺灸法】斜刺或平刺 0.5～0.8 寸。

屋翳（ST_{15} wū yì）

在胸部，當第 2 肋間隙，距前正中線 4 寸。

【刺灸法】斜刺或平刺 0.5～0.8 寸。

膺窗（ST_{16}）

在胸部，當第 3 肋間隙，距前正中線 4 寸。

【刺灸法】斜刺或平刺 0.5～0.8 寸。

乳中（ST_{17}）

在胸部，男性平臥當第 4 肋間隙，乳頭中央，距前正中線 4 寸。

【附註】本穴不針不灸，只作胸腹部腧穴的定位標誌。

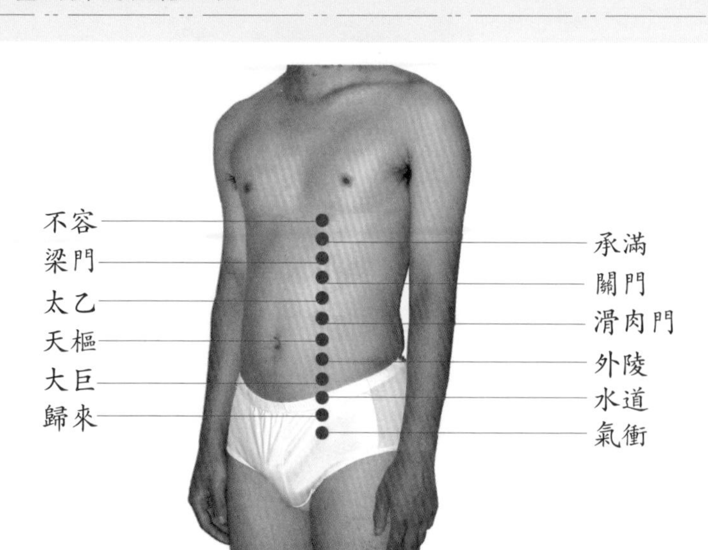

乳根（ST_{18}）

在胸部，當乳頭直下，乳房根部，當第 5 肋間隙，距前正中線 4 寸。治療乳痛、乳汁少、咳嗽、呃逆、胸痛。

【刺灸法】斜刺或平刺 0.5～0.8 寸。

不容（ST_{19}）

在上腹部，當臍中上 6 寸，距前正中線 2 寸。

【刺灸法】直刺 0.5～0.8 寸。

承滿（ST_{20}）

在上腹部，當臍中上 5 寸，距前正中線 2 寸。

【刺灸法】直刺 0.8～1 寸。

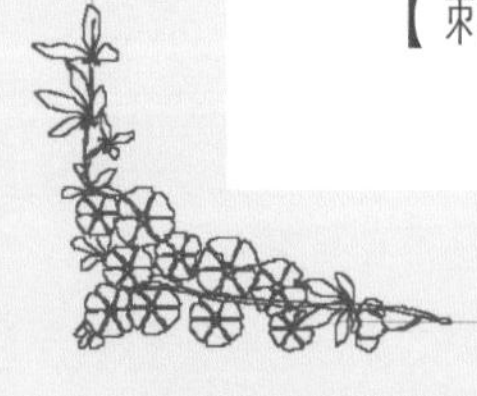

梁門（ST_{21}）

在上腹部，當臍中上 4 寸，距前正中線 2 寸。治療胃痛、嘔吐、食慾不振、腹脹、泄瀉。

【刺灸法】直刺 0.8～1.2 寸。

關門（ST_{22}）

在上腹部，當臍中上 3 寸，距前正中線 2 寸。

【刺灸法】直刺 0.8～1.2 寸。

太乙（ST_{23}）

在上腹部，當臍中上 2 寸，距前正中線 2 寸。

【刺灸法】直刺 0.8～1.2 寸。

滑肉門（ST_{24}）

在上腹部，當臍中上 1 寸，距前正中線 2 寸。

【刺灸法】直刺 0.8～1.2 寸。

天樞（ST_{25}）

大腸募穴。在腹中部，平臍中，距臍中 2 寸。治療腹脹腸鳴、繞臍痛、便秘、泄瀉、痢疾、肥胖症。

【刺灸法】直刺 1～1.5 寸。

外陵（ST_{26}）

在下腹部，當臍中下 1 寸，距前正中線 2 寸。

【刺灸法】直刺 1～1.5 寸。

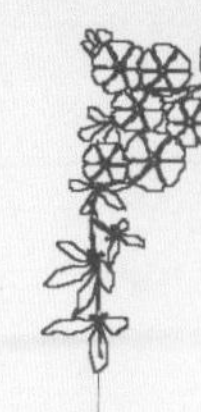

大巨（ST_{27}）

在下腹部，當臍中下 2 寸，距前正中線 2 寸。

【刺灸法】直刺 1～1.5 寸。

水道（ST_{28}）

在下腹部，當臍中下 3 寸，距前正中線 2 寸。

【刺灸法】直刺 1～1.5 寸。

歸來（ST_{29}）

在下腹部，當臍中下 4 寸，距前正中線 2 寸。

【刺灸法】直刺 1～1.5 寸。

氣衝（ST_{30}）

在腹股溝稍上方，當臍中下 5 寸，距前正中線 2 寸。治療疝氣、月經不調、不孕、陽痿、陰腫。

【刺灸法】直刺 0.5～1 寸。

髀關（ST_{31}）

在大腿前面，當髂前上棘與髕底外側端的連線上，屈股時，平會陰，居縫匠肌外側凹陷處。

【刺灸法】直刺 1～2 寸。

伏兔（ST_{32}）

在大腿前面，當髂前上棘與髕底外側端的連線上，髕底上 6 寸。

【刺灸法】直刺 1～2 寸。

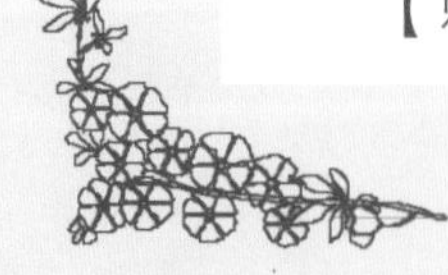

陰市（ST_{33}）

在大腿前面，當髂前上棘與髕底外側端的連線上，髕底上 3 寸。

【刺灸法】直刺 1～1.5 寸。

梁丘（ST_{34}）

屈膝，大腿前面，當髂前上棘與髕底外側端的連線上，髕底上 2 寸。治療胃痛、膝腫痛、下肢不遂、乳癰、

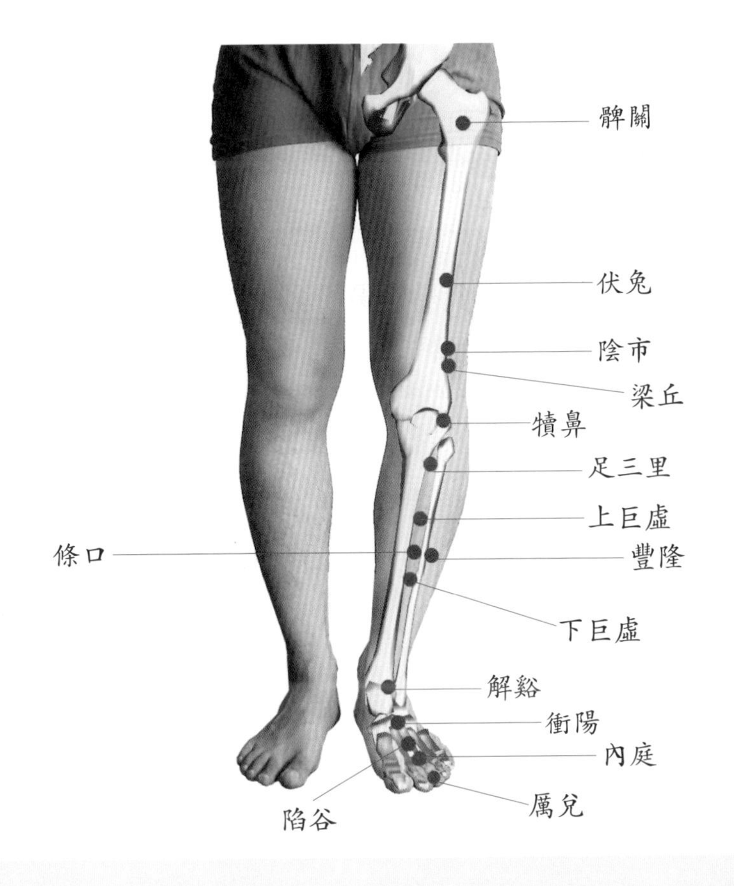

血尿。

【刺灸法】直刺1～1.2寸。

犢鼻（ST_{35}）

屈膝，在膝部，髕骨與髕韌帶外側凹陷中。又稱外膝眼。

【刺灸法】向後內斜刺0.5～1寸。不可過度提插捻轉。

足三里（ST_{36}）

合穴；胃下合穴；四總穴，「肚腹三里留」。本穴有強壯作用，為保健要穴，常灸可強身健體。在小腿前外側，當犢鼻下3寸，距脛骨前緣一橫指（中指）。治療胃痛、嘔吐、噎膈、腹脹、泄瀉、痢疾、便秘、腸。

【刺灸法】直刺1～2寸。

上巨虛（ST_{37}）

大腸下合穴。在小腿前外側，當犢鼻下6寸，距脛骨前緣一橫指（中指）。治療泄瀉、腸鳴、腹痛、便秘、腸癰。

【刺灸法】直刺1～2寸。

條口（ST_{38}）

在小腿前外側，當犢鼻下8寸，距脛骨前緣一橫指（中指）。透承山治肩周炎初期。

【刺灸法】直刺1～1.5寸。

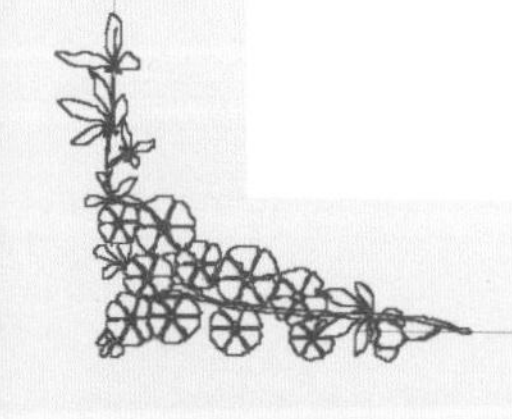

下巨虛（ST_{39}）

小腸下合穴。在小腿前外側，當犢鼻下 9 寸，距脛骨前緣一橫指（中指）。

【刺灸法】直刺 1～1.5 寸。

豐隆（ST_{40}）

在小腿前外側，當外踝尖上 8 寸，條口外一橫指，距脛骨前緣二橫指（中指）。該穴為化痰要穴。

治療頭痛、眩暈、痰多咳嗽、嘔吐、便秘、水腫、癲狂、下肢痿痹。

【刺灸法】直刺 1～1.5 寸。

解谿（ST_{41} jiě xī）

在足背與小腿交界處的橫紋中央凹陷處，當拇長伸肌腱與趾長伸肌腱之間。

【刺灸法】直刺 0.5～1 寸。

衝陽（ST_{42}）

在足背最高處，當拇長伸肌腱和趾長伸肌腱之間，足背動脈搏動處。

【刺灸法】避開動脈，直刺 0.3～0.5 寸。

陷谷（ST_{43}）

在足背，當第 2、3 蹠骨結合部前方凹陷處。

【刺灸法】直刺 0.3～0.5 寸，可灸。

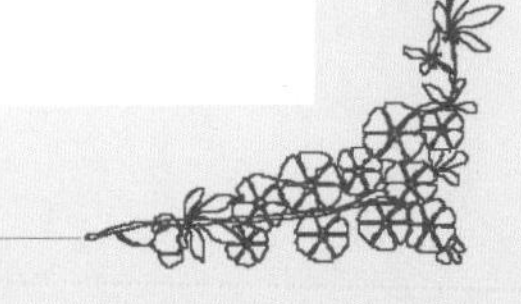

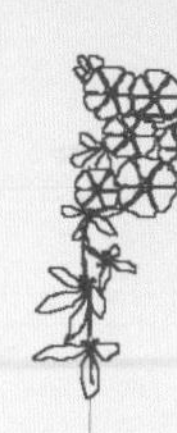

內庭（ST_{44}）

足背第 2、3 趾間的縫紋端。治療齒痛、咽喉腫痛、口喎、鼻出血、胃痛吐酸、泄瀉、熱病、足背腫痛。

【刺灸法】直刺或斜刺 0.5～0.8 寸。

厲兌（ST_{45}）

在足第 2 趾末節外側，距趾甲角 0.1 寸。

【刺灸法】淺刺 0.1 寸。

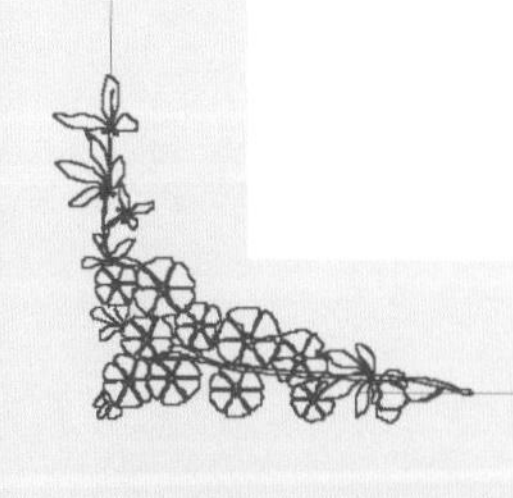

四、足太陰脾經穴

(Spleen Meridian of Foot-Taiyin)

經絡循行

脾足太陰之脈，起於大指之端，循指內側白肉際，過核骨（第一蹠趾關節）後，上內踝前廉，上腨（腿肚）內，循脛骨後，交出厥陰之前，上膝股內前廉，入腹，屬脾，絡胃，上膈，挾咽，連舌本（舌根），散舌下；其支者，復從胃別上膈，注心中。

主治概要

主治胃腸病、頭面五官病、神志病、皮膚病、熱病及經脈循行部位的其他病症。

隱白（SP_1）

在足大趾末節內側，距趾甲角 0.1 寸。

【刺灸法】淺刺 0.1 寸。治療癲狂、多夢、驚風、腹脹、便血、尿血、月經過多、崩漏。

大都（SP_2）

在足內側緣，當足大趾本節（第 1 蹠趾關節）前下方赤白肉際凹陷處。

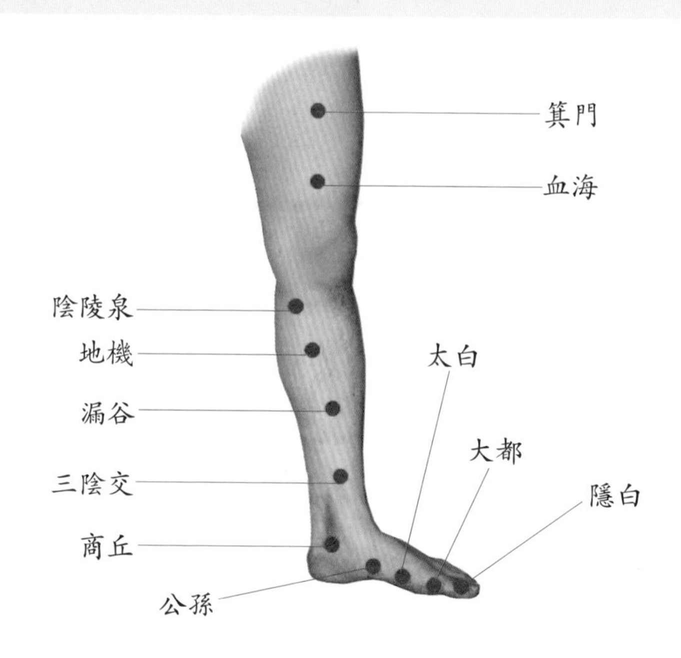

【刺灸法】直刺 0.3～0.5 寸。

太白（SP_3）

在足內側緣，當足大趾本節（第 1 蹠骨關節）後下方赤白肉際凹陷處。

【刺灸法】直刺 0.5～0.8 寸。

公孫（SP_4）

絡穴；八脈交會穴，通沖脈。在足內側緣，當第一蹠骨基底部的前下方凹陷處。治療胃痛、嘔吐、痛經、腹痛、泄瀉、痢疾。

【刺灸法】直刺 0.8～1.2 寸。

商丘（SP_5）

為治療踝關節扭傷要穴。在足內踝前下方凹陷中，當舟骨結節與內踝尖連線的中點處。

【刺灸法】直刺 0.5～0.8 寸。

三陰交（SP_6）

足太陰、少陰、厥陰經交會穴。在小腿內側，當足內踝尖上 3 寸，脛骨內側緣後方。

【刺灸法】直刺 1～1.5 寸，孕婦禁針。

漏谷（SP_7）

在小腿內側，當內踝尖與陰陵泉的連線上，距內踝尖 6 寸，脛骨內側緣後方。

【刺灸法】直刺 1～1.5 寸。

地機（SP_8）

在小腿內側，當內踝尖與陰陵泉的連線上，陰陵泉下 3 寸。

【刺灸法】直刺 1～1.5 寸。

陰陵泉（SP_9）

在小腿內側，當脛骨內側髁後下方凹陷處。該穴為利濕要穴。治療腹脹、泄瀉、水腫、黃疸、小便不利或失禁、膝痛。

【刺灸法】直刺 1～2 寸。

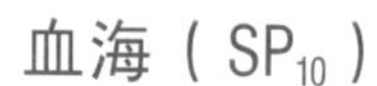

血海（SP_{10}）

屈膝，在大腿內側，髕底內側端上 2 寸，當股四頭肌內側頭的隆起處。治療月經不調、崩漏、經閉、癮疹、濕疹、丹毒。

【簡便取穴法】患者屈膝，醫者以左手掌心按於患者右膝髕骨上緣，二至五指向上伸直，拇指約呈 45° 斜置，拇指尖下是穴。對側取法仿此。

【刺灸法】直刺 1～1.5 寸。

箕門（SP_{11}）

在大腿內側，當血海與衝門連線上，血海上 6 寸。

【刺灸法】深層之外方有股動、靜脈，避開血管，直刺 0.5～1 寸。

衝門（SP_{12}）

足太陰、厥陰經交會穴。在腹股溝外側，距恥骨聯合上緣中點 3.5 寸，當髂外動脈搏動處的外側。

【刺灸法】避開動脈，直刺 0.5～1 寸。

府舍（SP_{13}）

足太陰、厥陰經與陰維脈交會穴。在下腹部，當臍中下 4 寸，衝門外上方 0.7 寸，距前正中線 4 寸。

【刺灸法】直刺 1～1.5 寸。

腹結（SP_{14}）

在下腹部，大橫下 1.3 寸，距前正中線 4 寸。治療便

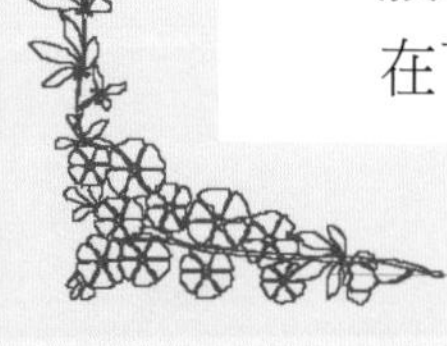

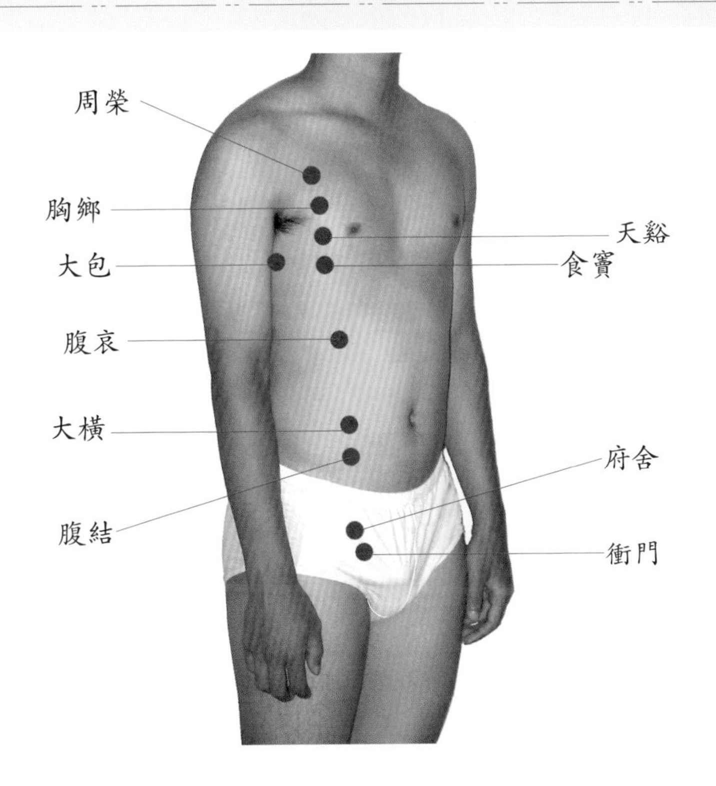

秘、腹痛、泄瀉、疝氣。

【刺灸法】直刺1～2寸。

大橫（SP_{15}）

足太陰與陰維脈交會穴。在腹中部，距臍中4寸。治療肥胖症、泄瀉、便秘、腹痛。

【刺灸法】直刺1～2寸。

腹哀（SP_{16}）

足太陰與陰維脈交會穴。在上腹部，當臍中上3寸，距前正中線 4 寸。

【刺灸法】直刺 1～1.5 寸。

食竇（SP_{17}）

在胸外側部，當第 5 肋間隙，距前正中線 6 寸。

【刺灸法】斜刺或向外平刺 0.5～0.8 寸。本經食竇至大包諸穴，深部為肺臟，不可深刺。

天谿（SP_{18}）

在胸外側部，當第 4 肋間隙，距前正中線 6 寸。

【刺灸法】斜刺或向外平刺 0.5～0.8 寸。

胸鄉（SP_{19}）

在胸外側部，當第 3 肋間隙，距前正中線 6 寸。

【刺灸法】斜刺或向外平刺 0.5～0.8 寸。

周榮（SP_{20}）

在胸外側部，當第 2 肋間隙，距前正中線 6 寸。

【刺灸法】斜刺或向外平刺 0.5～0.8 寸。

大包（SP_{21}）

脾之大絡。在側胸部，腋中線上，當第 6 肋間隙處。

【刺灸法】斜刺或向後平刺 0.5～0.8 寸。

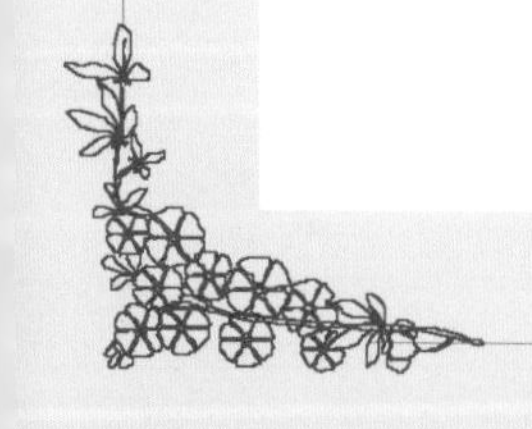

五、手少陰心經穴

（Heart Meridian of Hand-Shaoyin）

經絡循行

心手少陰之脈，起於心中，出屬心系（心與其他臟器相連繫的部位），下膈，絡小腸；其支者，從心系上挾咽，繫目系（眼球連繫於腦的部位）；其直者，復從心系卻上肺，下出腋下，下循臑內後廉，行太陰、心主之後，下肘內，循臂內後廉，抵掌後銳骨（豌豆骨部）之端，入掌內後廉；循小指之內，出其端。

主治概要

主治心、胸、神志及經脈循行部位的其他病症。

極泉（HT_1）

在腋窩頂點，腋動脈搏動處。

【刺灸法】避開腋動脈，直刺或斜刺 0.3～0.5 寸。

青靈（HT_2）

在臂內側，當極泉與少海的連線上，肘橫紋上 3 寸，肱二頭肌的內側溝中。

【刺灸法】直刺 0.5～1 寸。

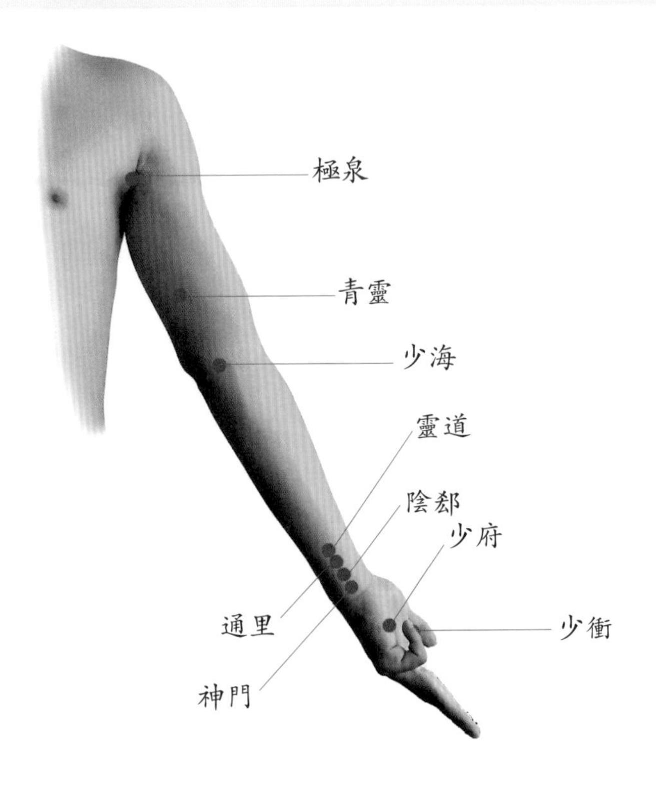

少海（HT_3）

屈肘成直角，當肘橫紋內側端與肱骨內上髁連線的中點處。

【刺灸法】直刺 0.5～1 寸。

靈道（HT_4）

在前臂掌側，當尺側腕屈肌腱的橈側緣，腕橫紋上 1.5 寸。

【刺灸法】直刺 0.3～0.5 寸。

通里（HT_5）

在前臂掌側，當尺側腕屈肌腱的橈側緣，腕橫紋上1寸。治療心悸、心痛、暴喑、舌強不語、腕臂痛。

【刺灸法】直刺0.3～0.5寸。

陰郄（HT_6 yīn xì）

在前臂掌側，當尺側腕屈肌腱的橈側緣，腕橫紋上0.5寸。治療骨蒸盜汗、心痛、驚悸、吐血、暴喑。

【刺灸法】直刺0.3～0.5寸。

神門（HT_7）

在腕部，腕掌側橫紋尺側端，尺側腕屈肌腱的橈側凹陷處。治療心痛、心煩、驚悸、怔忡、健忘、失眠、癲狂癇、胸脇痛。

【刺灸法】直刺0.3～0.5寸。

少府（HT_8）

在手掌面，第4、5掌骨之間，握拳時，當小指尖處。

【刺灸法】直刺0.3～0.5寸。

少衝（HT_9）

在小指末節橈側，距指甲角0.1寸。

【刺灸法】淺刺0.1寸或點刺出血。

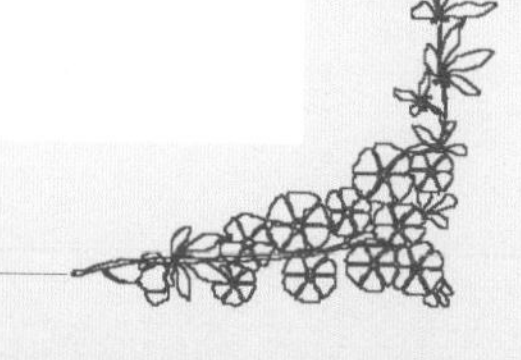

六、手太陽小腸經穴

（Small Intestine Meridiam of Hand-Taiyang）

經絡循行

小腸手太陽之脈，起於小指之端，循手外側上腕，出踝（尺骨莖突）中，直上循臂骨下廉，出肘內側兩骨（尺骨鷹嘴與肱骨內上髁）之間，上循臑外後廉，出肩解（肩後骨縫），繞肩胛，交肩上，入缺盆，絡心，循咽下膈，抵胃，屬小腸；其支者，從缺盆循頸上頰，至目銳眥，卻入耳中；其支者，別頰上䪼（眼眶下部），抵鼻，至目內眥，斜絡於顴。

主治概要

主治頭面五官病、熱病、神志病及經脈循行部位的其他病症。

少澤（SI_1）

在小指末節尺側，距指甲角0.1寸。

【刺灸法】淺刺 0.1 寸或點刺出血。治療乳癰、乳汁少、頭痛、目翳、咽喉腫痛、昏迷、熱病。

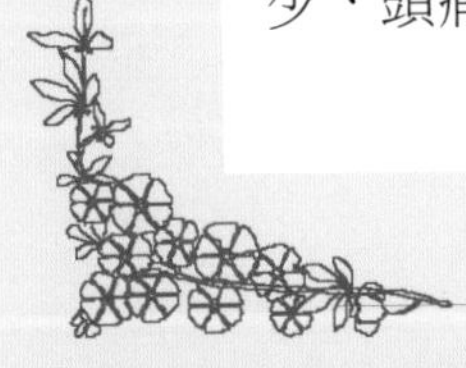

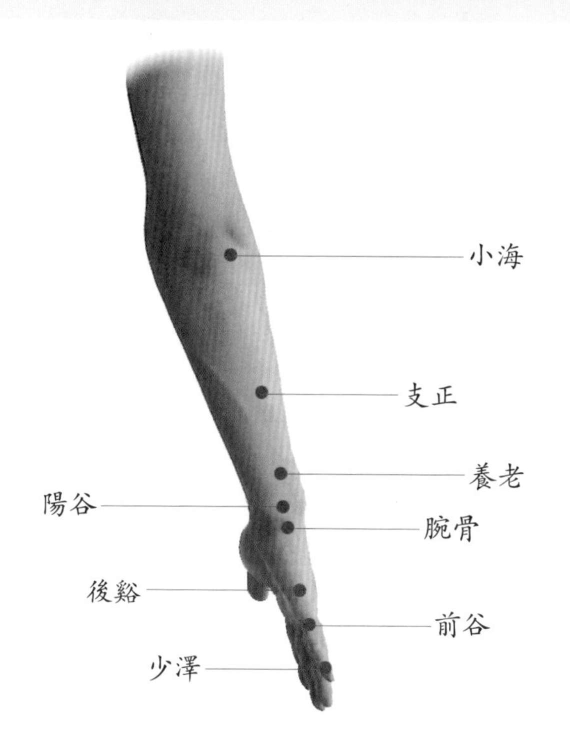

前谷（SI_2）

在手掌尺側，微握拳，當小指本節（第 5 掌指關節）前的掌指橫紋頭赤白肉際。

【刺灸法】直刺 0.3～0.5 寸。

後谿（SI_3）

輸穴，八脈交會穴，通督脈。在手掌尺側，微握拳，當小指本節（第 5 掌指關節）後的尺側掌橫紋頭赤白肉際。治療急性腰扭傷、頭項強痛、目赤、耳聾、癲狂癇、瘧疾，手指及肘臂攣痛。

【刺灸法】直刺 0.5～1 寸。

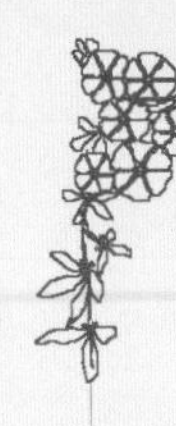

腕骨（SI_4）

在手掌尺側，當第 5 掌骨基底與鉤骨之間的凹陷處，赤白肉際。

【刺灸法】直刺 0.3～0.5 寸。

陽谷（SI_5）

在手腕尺側，當尺骨莖突與三角骨之間的凹陷處。

【刺灸法】直刺 0.3～0.5 寸。

養老（SI_6）

仰掌當胸，在前臂背面尺側，當尺骨小頭近端橈側凹陷中。治療目視不明、耳鳴、耳聾、肩背酸痛。

【刺灸法】直刺或斜刺 0.5～0.8 寸。

支正（SI_7）

在前臂背面尺側，當陽谷與小海的連線上，腕背橫紋上 5 寸。

【刺灸法】直刺或斜刺 0.5～0.8 寸。

小海（SI_8）

在肘內側，當尺骨鷹嘴與肱骨內上髁之間凹陷處。治療肘臂疼痛、上肢麻木不遂、癲癇。

【刺灸法】直刺 0.3～0.5 寸。在尺神經溝中，有尺神經本幹經過，針感可傳至小指。

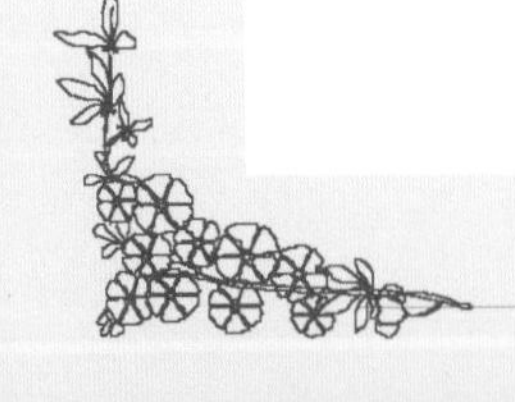

肩貞（SI_9）

在肩關節後下方，臂內收時，腋後紋頭上1寸。

【刺灸法】直刺1～1.5寸。

臑俞（SI_{10}）

手、足太陽，陽維脈與陽脈交會穴。在肩部，當腋後紋頭直上，肩胛岡下緣凹陷中。

【刺灸法】直刺1～1.5寸。

天宗（SI_{11}）

在肩胛部，當岡下窩中央凹陷處，與第4胸椎相平。

【刺灸法】直刺或斜刺0.5～1寸。

秉風（SI_{12}）

手三陽、足少陽經交會穴。在肩胛部，岡上窩中央，天宗直上，舉臂有凹陷處。

【刺灸法】直刺或斜刺0.5～1寸。

曲垣（SI_{13}）

在肩胛部，岡上窩內側端，當臑俞與第2胸椎棘突連線的中點處。

【刺灸法】直刺或斜刺0.5～1寸

肩外俞（SI_{14}）

在背部，當第1胸椎棘突下，旁開3寸。

【刺灸法】斜刺0.5～0.8寸。

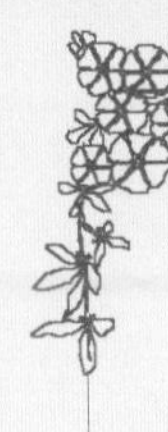

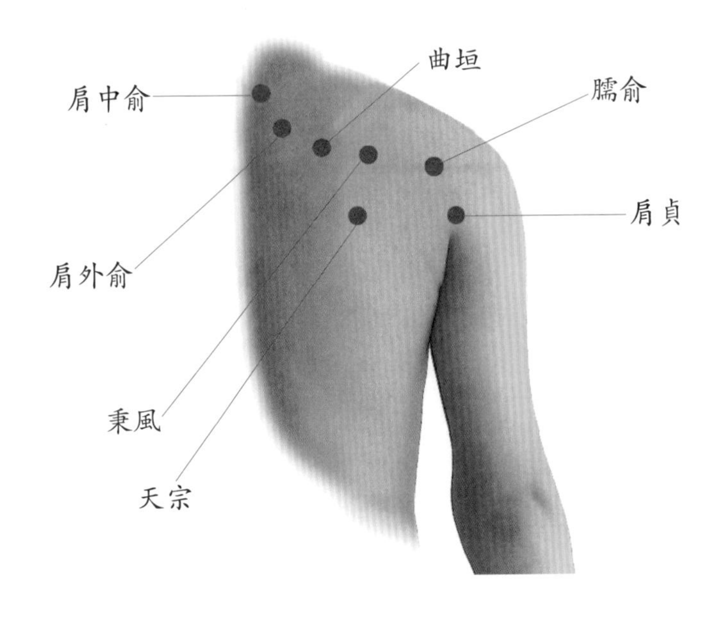

肩中俞（SI_{15}）

在背部，當第 7 頸椎棘突下，旁開 2 寸。

【刺灸法】斜刺 0.5～0.8 寸。

天窗（SI_{16}）

在頸外側部，胸鎖乳突肌的後緣，扶突後，與喉結相平。

【刺灸法】直刺 0.5～1 寸。

天容（SI_{17}）

在頸外側部，當下頜角的後方，胸鎖乳突肌的前緣凹陷中。治療梅核氣、耳鳴、耳聾、咽喉腫痛、頸項強痛。

【刺灸法】前方有頸外淺靜脈，頸內動、靜脈，避開血管，直刺 0.5～1 寸。

顴髎（SI_{18}）

手少陽，太陽經交會穴。在面部，當目外眥直下，顴骨下緣凹陷處。

【刺灸法】直刺 0.3～0.5 寸，斜刺或平刺 0.5～1 寸。

聽宮（SI_{19}）

手、足少陽與手太陽經交會穴。在面部，耳屏正中前，下頜骨髁狀突的後方，張口時呈凹陷處。

【刺灸法】張口，直刺 1～1.5 寸。

【附註】按經絡循行「其支者，從缺盆循頸上頰，至目銳眥，卻入耳中；其支者，別頰上顓，抵鼻，至目內

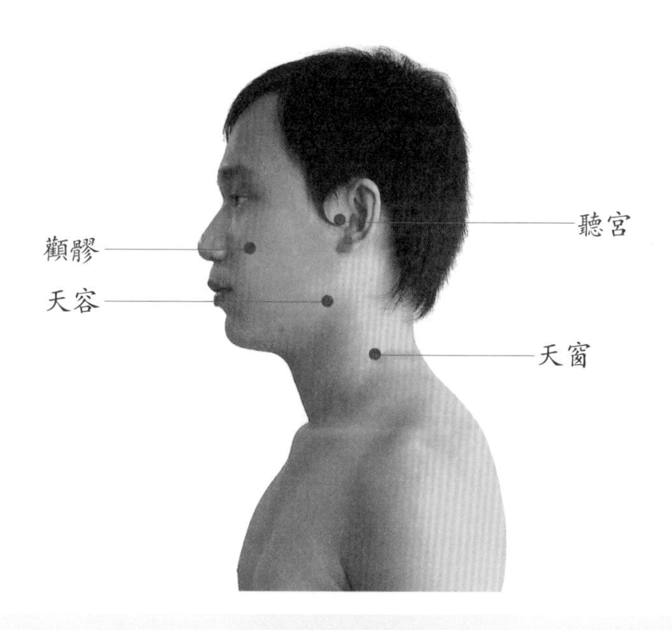

眥，斜絡於顴」。本穴應為小腸經第 18 穴，而顴髎則應為本經最後一穴。

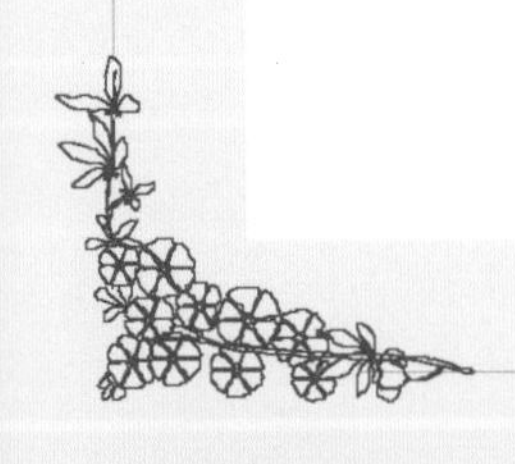

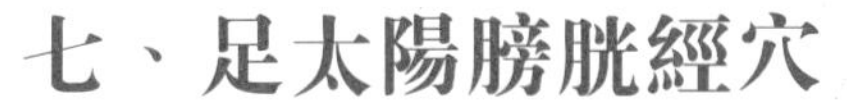

七、足太陽膀胱經穴

(Bladder Meridian of Foot-Taiyang)

經絡循行

膀胱足太陽之脈，起於目內眥，上額，交巔；其支者，從巔至耳上角；其直者，從巔入絡腦，還出別下項，循肩膊（肩胛部）內，挾脊抵腰中，入循膂（脊旁肌肉），絡腎屬膀胱；其支者，從腰中下挾脊，貫臀，入膕中；其支者，從膊內左右別下貫胛，挾脊內，過髀樞（股骨大轉子），循髀外後廉下合膕中，以下貫內，出外踝之後，循京骨（第五蹠骨粗隆），至小指外側。

主治概要

主治頭面五官病，項、背、腰、下肢病症及神志病；位於背部兩條側線的背俞穴及其他腧穴主治相應的臟腑病症和有關的組織器官病症。

睛明（BL_1）

手、足太陽、足陽明、陰蹻、陽蹻五脈交會穴。在面部，目內眥角稍上方凹陷處。

【刺灸法】囑患者閉目，醫者押手輕推眼球向外側固定，刺手緩慢進針，緊靠眶緣直刺 0.5～1 寸。不捻轉，不

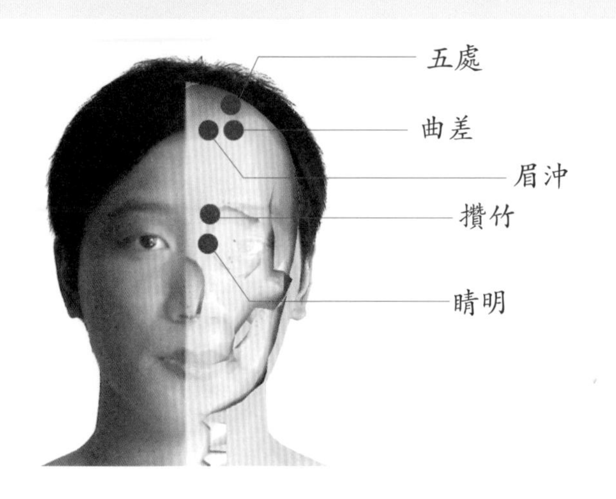

提插（或只輕微地撚轉和提插）。出針後按壓針孔片刻，以防出血。本穴禁灸。

攢竹（ BL_2 cuán zhú ）

在面部，當眉頭陷中，眶上孔或眶上切跡處。治療頭痛、口眼喎斜、目視不明、流淚、目赤腫痛、眼瞼瞤動、眉棱骨痛、眼瞼下垂。

【刺灸法】向下平刺 0.3～0.5 寸或向外透刺。禁灸。

眉沖（ BL_3 ）

在頭部，當攢竹直上入髮際 0.5 寸，神庭與曲差連線之間。

【刺灸法】平刺 0.3～0.5 寸。

曲差（ BL_4 qǔ chā ）

在頭部，當正中線旁開 1.5 寸，前髮際直上 0.5 寸，即神庭與頭維連線的內 1/3 與中 1/3 交點。

【刺灸法】平刺 0.5～0.8 寸。

五處（BL_5）

在頭部，當正中線旁開 1.5 寸，前髮際直上 1 寸。

【刺灸法】平刺 0.5～0.8 寸。

承光（BL_6）

在頭部，當正中線旁開 1.5 寸，前髮際直上 2.5 寸。

【刺灸法】平刺 0.3～0.5 寸。

通天（BL_7）

在頭部，當正中線旁開 1.5 寸，前髮際直上 4 寸。治療鼻塞、鼻出血、鼻淵，頭痛、眩暈。

【刺灸法】平刺 0.3～0.5 寸。

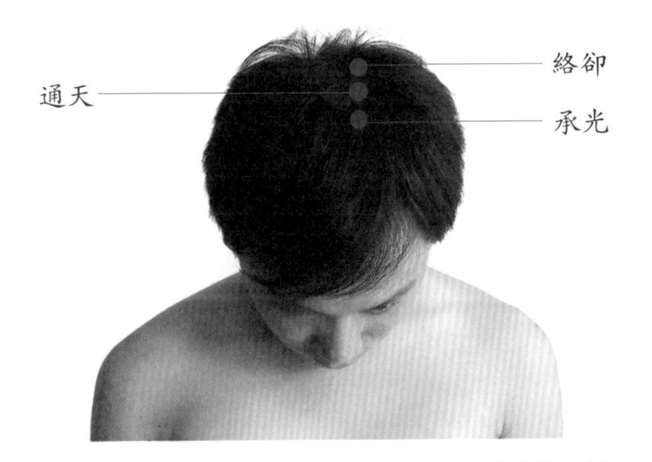

絡卻（BL_{8}）

在頭部，當正中線旁開 1.5 寸，前髮際直上 5.5 寸。

【刺灸法】平刺 0.3～0.5 寸。

玉枕（BL_{9}）

在後頭部，當後髮際正中直上 2.5 寸，旁開 1.3 寸，平枕外隆凸上緣的凹陷處。

【刺灸法】平刺 0.3～0.5 寸。

天柱（BL_{10}）

在項部大筋（斜方肌）外緣之後入髮際 0.5 寸，約當後髮際正中旁開 1.3 寸。治療頭痛、項強、鼻塞、癲狂癇、肩背痛、熱病。

【刺灸法】直刺或斜刺 0.5～0.8 寸，不可向內上方深刺，以免傷及延髓。

大杼（BL_{11} dà zhù）

八會穴之骨會；手足太陽經交會穴。在背部，當第 1 胸椎棘突下，旁開 1.5 寸。

【刺灸法】斜刺 0.5～0.8 寸。

風門（BL_{12}）

足太陽經、督脈交會穴。在背部，當第 2 胸椎棘突下，旁開 1.5 寸。

【刺灸法】斜刺 0.5～0.8 寸，或點刺拔罐出血。

肺俞（BL_{13}）

在背部，當第 3 胸椎棘突下，旁開 1.5 寸。治療咳嗽、氣喘、吐血、骨蒸、潮熱、盜汗、鼻塞。

【刺灸法】斜刺 0.5～0.8 寸。

厥陰俞（BL_{14}）

在背部，當第 4 胸椎棘突下，旁開 1.5 寸。

【刺灸法】斜刺 0.5～0.8 寸。

心俞（BL_{15}）

在背部，當第 5 胸椎棘突下，旁開 1.5 寸。治療心痛、驚悸、咳嗽、吐血、失眠、健忘、盜汗、夢遺、癲癇。

【刺灸法】斜刺 0.5～0.8 寸。

督俞（BL_{16}）

在背部，當第 6 胸椎棘突下，旁開 1.5 寸。

【刺灸法】斜刺 0.5～0.8 寸。

膈俞（BL_{17}）

八會穴之血會。在背部，當第 7 胸椎棘突下，旁開 1.5 寸。治療嘔吐、呃逆、氣喘、咳嗽、吐血、清熱、盜汗。

【刺灸法】斜刺 0.5～0.8 寸。

肝俞（BL_{18}）

在背部，當第 9 胸椎棘突下，旁開 1.5 寸。治療黃

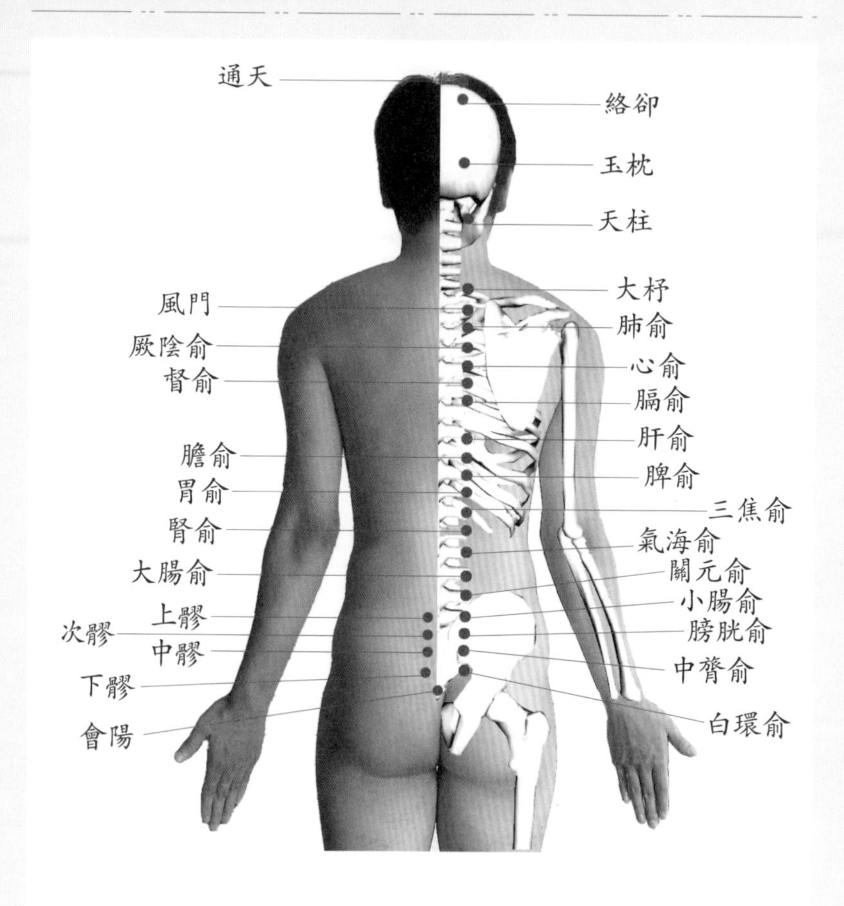

疸、肋痛、吐血、目赤、目眩、雀目、癲狂癇、脊背痛。

【刺灸法】斜刺 0.5～0.8 寸。

膽俞（BL19）

在背部，當第 10 胸椎棘突下，旁開 1.5 寸。治療黃疸、口苦、肋痛、肺癆、潮熱。

【刺灸法】斜刺 0.5～0.8 寸。

脾俞（BL_{20}）

在背部，當第 11 胸椎棘突下，旁開 1.5 寸。治療腹脹、黃疸、嘔吐、泄瀉、痢疾、背痛。

【刺灸法】斜刺 0.5～0.8 寸。

胃俞（BL_{21}）

在背部，當第 12 胸椎棘突下，旁開 1.5 寸。治療胸脇痛、胃脘痛、嘔吐、腹脹、腸鳴。

【刺灸法】斜刺 0.5～0.8 寸。

三焦俞（BL_{22}）

在腰部，當第 1 腰椎棘突下，旁開 1.5 寸。

【刺灸法】直刺 0.5～1 寸。

腎俞（BL_{23}）

在腰部，當第 2 腰椎棘突下，旁開 1.5 寸。治療遺尿、遺精、陽痿、月經不調、白帶、耳鳴、耳聾、腰痛。

【刺灸法】直刺 0.5～1 寸。

氣海俞（BL_{24}）

在腰部，當第 3 腰椎棘突下，旁開 1.5 寸。

【刺灸法】直刺 0.5～1 寸。

大腸俞（BL_{25}）

在腰部，當第 4 腰椎棘突下，旁開 1.5 寸。治療腹脹、泄瀉、便秘、腰痛。

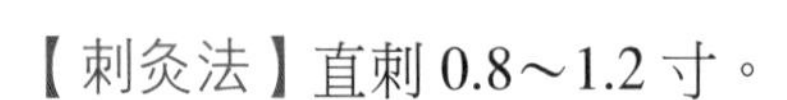

【刺灸法】直刺 0.8～1.2 寸。

關元俞（BL_{26}）
在腰部，當第 5 腰椎棘突下，旁開 1.5 寸。
【刺灸法】直刺 0.8～1.2 寸。

小腸俞（BL_{27}）
在骶部，當骶正中嵴旁 1.5 寸，平第 1 骶後孔。
【刺灸法】直刺或斜刺 0.8~1 寸。

膀胱俞（BL_{28}）
在骶部，當骶正中嵴旁 1.5 寸，平第 2 骶後孔。治療小便不利、遺尿、泄瀉、便秘、腰脊強痛。
【刺灸法】直刺或斜刺 0.8～1.2 寸。

中膂俞（BL_{29}）
在骶部，當骶正中嵴旁 1.5 寸，平第 3 骶後孔。
【刺灸法】直刺 1～1.5 寸。

白環俞（BL_{30}）
在骶部，當骶正中嵴旁 1.5 寸，平第 4 骶後孔。
【刺灸法】直刺 1～1.5 寸。

上髎（BL_{31}）
在骶部，當髂後上棘與正中線之間，適對第 1 骶後孔處。

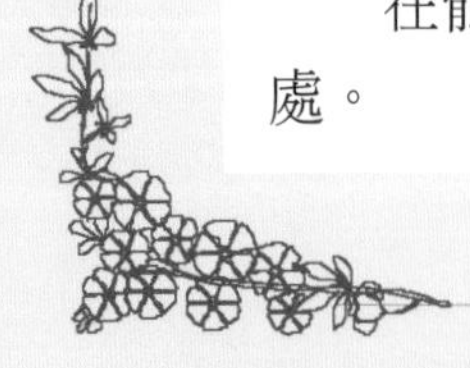

【刺灸法】直刺 1～1.5 寸。

次髎（BL_{32}）

在骶部，當髂後上棘內下方，適對第 2 骶後孔處。治療疝氣、月經不調、痛經、帶下、小便不利、遺精、腰痛。

【刺灸法】直刺 1～1.5 寸，不可過度深刺。

中髎（BL_{33}）

在骶部，當次髎下內方，適對第 3 骶後孔處。

【刺灸法】直刺 1～1.5 寸。

下髎（BL_{34}）

在骶部，當中髎下內方，適對第 4 骶後孔處。

【刺灸法】直刺 1～1.5 寸。

會陽（BL_{35}）

在骶部，尾骨端旁開 0.5 寸。

【刺灸法】直刺 1～1.5 寸。

承扶（BL_{36}）

在大腿後面，臀下橫紋的中點。

【刺灸法】直刺 1～2 寸。

殷門（BL_{37}）

在大腿後面，當承扶與委中的連線上，承扶下 6 寸。

【刺灸法】直刺1～2寸。

浮郄（BL_{38} fú xì）

在膕橫紋外側端，委陽上1寸，股二頭肌腱的內側。

【刺灸法】直刺1～1.5寸。

委陽（BL_{39}）

在膕橫紋外側端，當股二頭肌腱的內側。

【刺灸法】直刺1～1.5寸。

委中（BL_{40}）

合穴；膀胱下合穴；四總穴，「腰背委中求」。

在膕橫紋中點，當股二頭肌腱與半腱肌腱的中間。治療腰痛、下肢痿痹、腹痛、泄瀉、小便不利、遺尿、丹毒。

【刺灸法】直刺1～1.5寸，或用三棱針點刺靜脈出血。

附分（BL_{41}）

手、足太陽經交會穴。在背部，當第2胸椎棘突下，旁開3寸。

【刺灸法】斜刺0.5～0.8寸。

魄戶（BL_{42}）

在背部，當第3胸椎棘突下，旁開3寸。

【刺灸法】斜刺0.5～0.8寸。

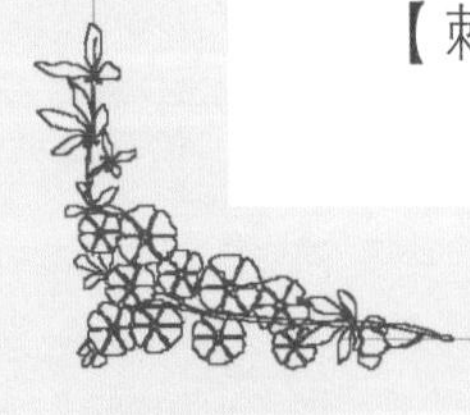

膏肓（BL_{43}）

在背部，當第 4 胸椎棘突下，旁開 3 寸。治療心肺虛證、咳嗽、氣喘、肺痨、健忘、遺精。

【刺灸法】斜刺 0.5～0.8 寸。

神堂（BL_{44}）

在背部，當第 5 胸椎棘突下，旁開 3 寸。

【刺灸法】斜刺 0.5～0.8 寸。

譩譆（BL_{45} yì xǐ）

在背部，當第 6 胸椎棘突下，旁開 3 寸。

【刺灸法】斜刺 0.5～0.8 寸。

膈關（BL_{46}）

在背部，當第 7 胸椎棘突下，旁開 3 寸。

【刺灸法】斜刺 0.5～0.8 寸。

魂門（BL_{47}）

在背部，當第 9 胸椎棘突下，旁開 3 寸。

【刺灸法】斜刺 0.5～0.8 寸。

陽綱（BL_{48}）

在背部，當第 10 胸椎棘突下，旁開 3 寸。

【刺灸法】斜刺 0.5～0.8 寸。

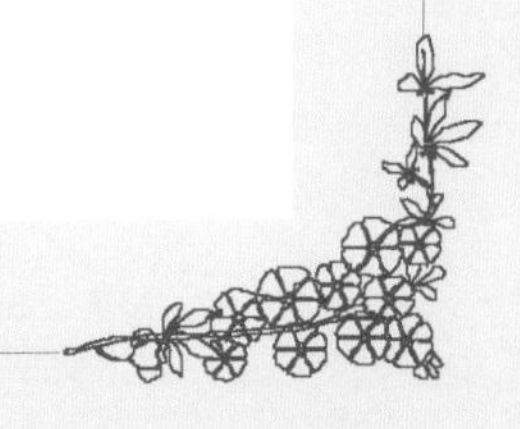

意舍（BL_{49}）

在背部，當第 11 胸椎棘突下，旁開 3 寸。

【刺灸法】斜刺 0.5～0.8 寸。

胃倉（BL_{50}）

在背部，當第 12 胸椎棘突下，旁開 3 寸。

【刺灸法】斜刺 0.5～0.8 寸。

肓門（BL_{51}）

在腰部，當第 1 腰椎棘突下，旁開 3 寸。

【刺灸法】斜刺 0.5～0.8 寸。

志室（BL_{52}）

在腰部，當第 2 腰椎棘突下，旁開 3 寸。治療遺精、陽痿、小便不利、水腫、腰脊強痛。

【刺灸法】斜刺 0.5～0.8 寸。

胞肓（BL_{53}）

在臀部，平第 2 骶後孔，骶正中嵴旁開 3 寸。

【刺灸法】直刺 1～1.5 寸。

秩邊（BL_{54}）

在臀部，平第 4 骶後孔，骶正中嵴旁開 3 寸。治療坐骨神經痛、小便不利、便秘、痔疾、腰骶痛、下肢痿痹。

【刺灸法】直刺 1.5～3 寸，外側為坐骨神經，針感可至足。

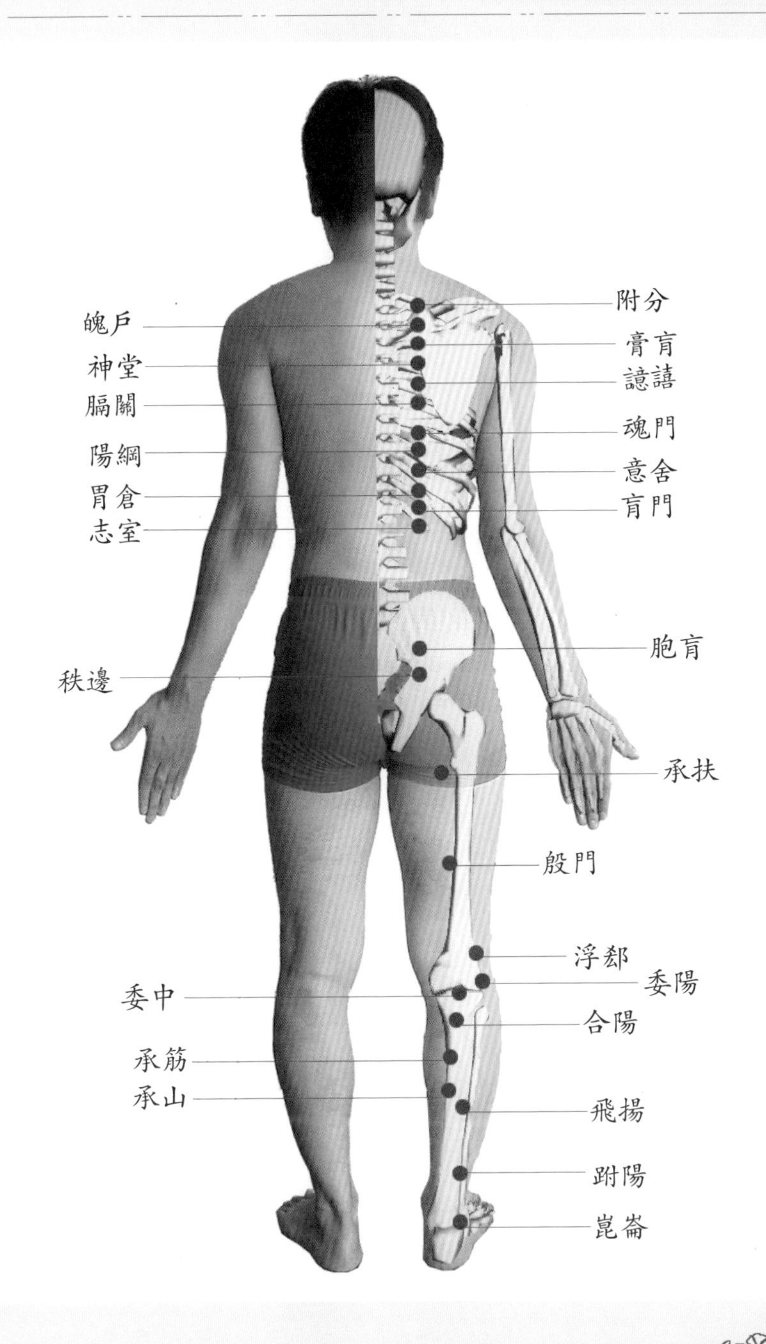
附分
魄戶
膏肓
神堂
譩譆
膈關
魂門
陽綱
意舍
胃倉
肓門
志室
胞肓
秩邊
承扶
殷門
浮郄
委陽
委中
合陽
承筋
承山
飛揚
跗陽
崑崙

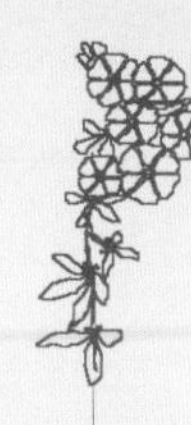

合陽（BL_{55}）

在小腿後面，當委中與承山的連線上，委中下 2 寸。

【刺灸法】直刺 1～2 寸。

承筋（BL_{56}）

在小腿後面，當委中與承山的連線上，腓腸肌肌腹中央，委中下 5 寸。

【刺灸法】直刺 1～1.5 寸。

承山（BL_{57}）

在小腿後面正中，委中與崑崙之間，當伸直小腿或足跟上提時腓腸肌肌腹下出現尖角凹陷處。治療痔疾、轉筋、腳氣、便秘、腰腿拘急疼痛。

【刺灸法】直刺 1～2 寸。

飛揚（BL_{58}）

在小腿後面，外踝後，崑崙穴直上 7 寸，承山穴外下方 1 寸處。

【刺灸法】直刺 1～1.5 寸。

跗陽（BL_{59}）

在小腿後面，外踝後，崑崙穴直上 3 寸。

【刺灸法】直刺 0.8～1.2 寸。

崑崙（BL_{60}）

在足部外踝後方，當外踝尖與跟腱之間的凹陷處。

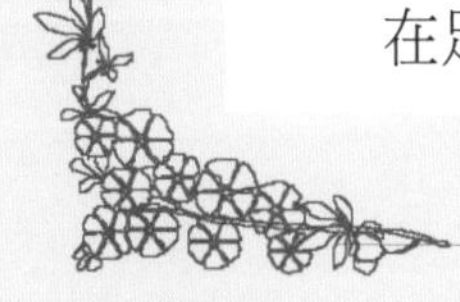

【刺灸法】直刺 0.5～0.8 寸。

僕參（BL_{61}）

在足外側部，外踝後下方，崑崙直下，跟骨外側，赤白肉際處。

【刺灸法】直刺 0.3～0.5 寸。

申脈（BL_{62}）

八脈交會穴，通陽蹻脈。在足外側部，外踝直下方凹陷中。治療頭痛、眩暈、癲狂癇、腰腿酸痛、目赤腫痛、失眠。

【刺灸法】直刺 0.3～0.5 寸。

金門（BL_{63}）

在足外側部，當外踝前緣直下，骰骨下緣處。

【刺灸法】直刺 0.3～0.5 寸。

京骨（BL_{64}）

在足外側部，第 5 蹠骨粗隆前下方，赤白肉際處。

【刺灸法】直刺 0.3～0.5 寸。

束骨（BL_{65}）

在足外側，足小趾本節（第 5 蹠趾關節）的後方，赤白肉際處。

【刺灸法】直刺 0.3～0.5 寸。

足通谷（BL_{66}）

在足外側，足小趾本節（第 5 蹠趾關節）的前方，赤白肉際處。

【刺灸法】直刺 0.2～0.3 寸。

至陰（BL_{67}）

在足小趾末節外側，距趾甲角 0.1 寸。治療頭痛、目痛、鼻塞、鼻出血、胎位不正、難產。

【刺灸法】淺刺 0.1 寸或點刺出血。胎位不正用灸法。

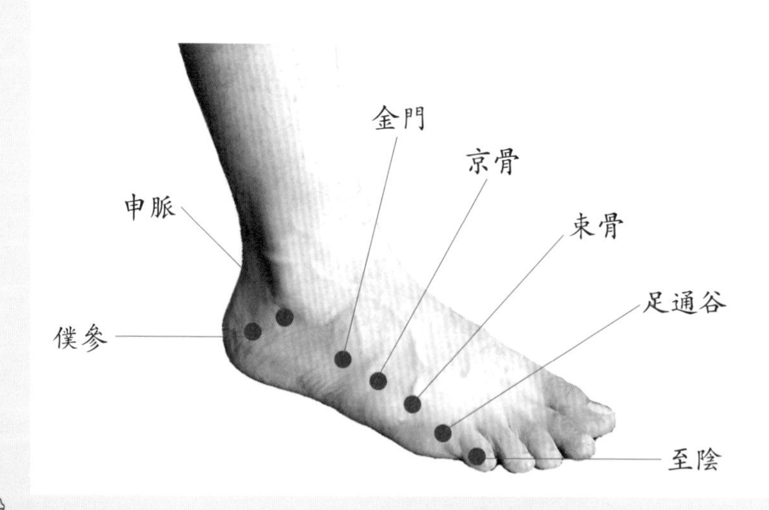

八、足少陰腎經穴

（Kidney Meridian of Foot-Shaoyin）

經絡循行

腎足少陰之脈，起於小指之下，邪（斜）走足心，出於然骨（舟骨粗隆）之下，循內踝之後，別入跟中，以上腨內，出膕內廉，上股內後廉，貫脊屬腎，絡膀胱；其直者，從腎上貫肝膈（肝和橫膈），入肺中，循喉嚨，挾舌本；其支者，從肺出絡心，注胸中。

主治概要

主治婦科、前陰病和腎、肺、咽喉病，以及經脈循行部位的其他病症。

湧泉（KI_1）

在足底部，捲足時足前部凹陷處，約當足底第 2、3 趾趾縫紋頭端與足跟連線的前 1/3 與後 2/3 交點上。

主治頭頂痛，頭暈，眼花，舌乾，失音，小便不利，大便難，小兒驚風，足心熱，癲疾，昏厥。

【刺灸法】直刺 0.5～0.8 寸。

然谷（KI_2）

在足內側緣，足舟骨粗隆下方，赤白肉際。

【刺灸法】直刺 0.5～0.8 寸。

太谿（KI_3）

在足內側，內踝後方，當內踝尖與跟腱之間的凹陷處。

主治頭痛目眩，咽喉腫痛，齒痛，耳聾，耳鳴，咳喘，月經不調，失眠，健忘，遺精，陽痿，小便頻數，腰脊痛，下肢厥冷，內踝腫痛。

【刺灸法】直刺 0.5～0.8 寸。

大鐘（KI_4）

在足內側，內踝後下方，當跟腱附著部的內側前方凹陷處。

【刺灸法】直刺 0.3～0.5 寸。

水泉（KI_5）

在足內側，內踝後下方，當太谿直下 1 寸，跟骨結節的內側凹陷處。

【刺灸法】直刺 0.3～0.5 寸。

照海（KI_6）

八脈交會穴，通陰蹻脈。在足內側，內踝尖下方凹陷處。

【刺灸法】直刺 0.5～0.8 寸。

復溜（KI_7）

在小腿內側，太谿直上 2 寸，跟腱的前方。主治盜汗，泄瀉，水腫，身熱無汗，腰脊強痛。

【刺灸法】直刺 0.8～1 寸。

交信（KI_8）

在小腿內側，當太谿直上 2 寸，復溜前 0.5 寸，脛骨內側緣的後方。

【刺灸法】直刺 0.5～1 寸。

築賓（KI_9）

陰維脈郄穴。在小腿內側，當太谿與陰谷的連線上，太谿上 5 寸，腓腸肌肌腹的內下方。

【刺灸法】直刺 0.5～0.8 寸。

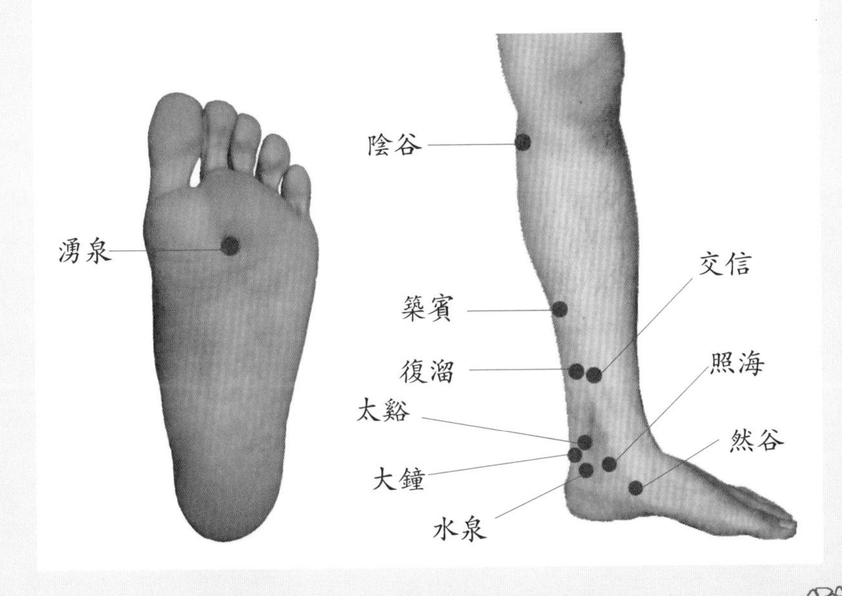

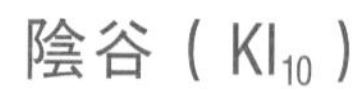

陰谷（KI_{10}）

在膕窩內側，屈膝時，當半腱肌肌腱與半膜肌肌腱之間。

【刺灸法】直刺 0.8～1.2 寸。

橫骨（KI_{11}）

沖脈、足少陰交會穴。在下腹部，當臍中下 5 寸，前正中線旁開 0.5 寸。

【刺灸法】直刺 0.8～1.2 寸。

大赫（KI_{12}）

沖脈、足少陰交會穴。在下腹部，當臍中下 4 寸，前正中線旁開 0.5 寸。

【刺灸法】直刺 0.8～1.2 寸。

氣穴（KI_{13}）

沖脈、足少陰交會穴。在下腹部，當臍中下 3 寸，前正中線旁開 0.5 寸。

【刺灸法】直刺或斜刺 0.8～1.2 寸。

四滿（KI_{14}）

沖脈、足少陰交會穴。在下腹部，當臍中下 2 寸，前正中線旁開 0.5 寸。

【刺灸法】直刺 0.8～1.2 寸。

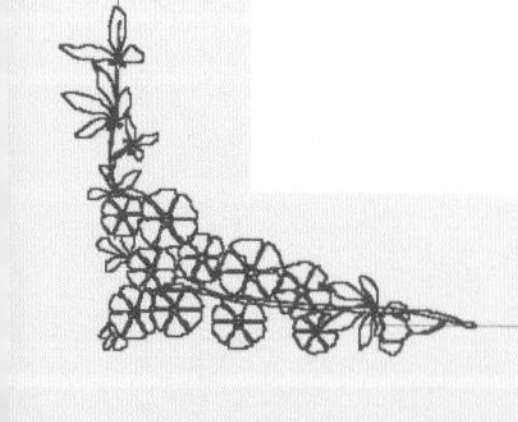

中注（KI_{15}）

沖脈、足少陰交會穴。在下腹部，當臍中下 1 寸，前正中線旁開 0.5 寸。

【刺灸法】直刺 0.8～1.2 寸。

肓俞（KI_{16}）

沖脈、足少陰交會穴。在腹中部，當臍中旁開 0.5 寸。

【刺灸法】直刺 0.8～1.2 寸。

商曲（KI_{17}）

沖脈、足少陰交會穴。在上腹部，當臍中上 2 寸，前正中線旁開 0.5 寸。

【刺灸法】直刺 0.5～0.8 寸。

石關（KI_{18}）

沖脈、足少陰交會穴。在上腹部，當臍中上 3 寸，前正中線旁開 0.5 寸。

【刺灸法】直刺 0.5～0.8 寸。

陰都（KI_{19}）

沖脈、足少陰交會穴。在上腹部，當臍中上 4 寸，前正中線旁開 0.5 寸。

【刺灸法】直刺 0.5～0.8 寸。

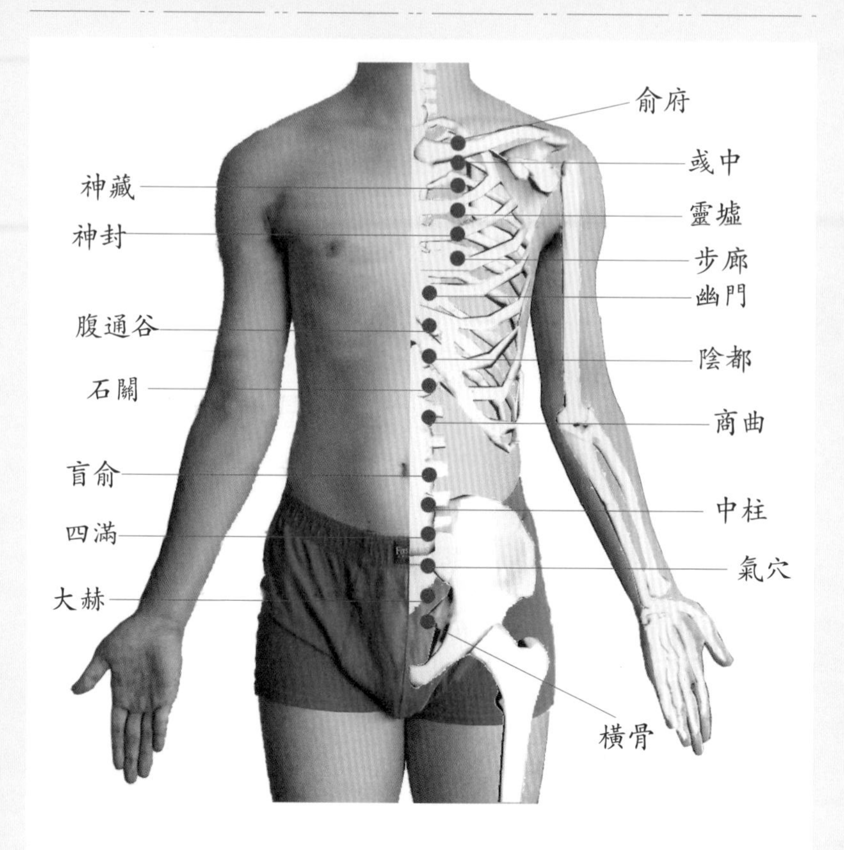

腹通谷（KI_{20}）

沖脈、足少陰交會穴。在上腹部，當臍中上5寸，前正中線旁開0.5寸。

【刺灸法】直刺或斜刺0.5～0.8寸。

幽門（KI_{21}）

沖脈、足少陰交會穴。在上腹部，當臍中上6寸，前正中線旁開0.5寸。

【刺灸法】直刺 0.5～0.8 寸，不可深刺，以免傷及內臟。

步廊（KI_{22}）

在胸部，當第 5 肋間隙，前正中線旁開 2 寸。

【刺灸法】斜刺或平刺 0.5～0.8 寸。

【附註】從本穴至俞府，下為肺臟，不可深刺，以免氣胸。

神封（KI_{23}）

在胸部，當第 4 肋間隙，前正中線旁開 2 寸。

【刺灸法】斜刺或平刺 0.5～0.8 寸。

靈墟（KI_{24}）

在胸部，當第 3 肋間隙，前正中線旁開 2 寸。

【刺灸法】斜刺或平刺 0.5～0.8 寸。

神藏（KI_{25}）

在胸部，當第 2 肋間隙，前正中線旁開 2 寸。

【刺灸法】斜刺或平刺 0.5～0.8 寸。

彧中（KI_{26} yù zhōng）

在胸部，當第 1 肋間隙，前正中線旁開 2 寸。

【刺灸法】斜刺或平刺 0.5～0.8 寸。

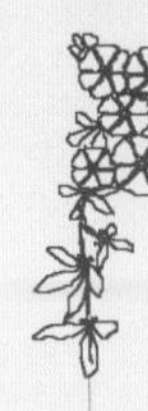

俞府（KI_{27}）

在胸部，當鎖骨下緣，前正中線旁開 2 寸。

【刺灸法】斜刺或平刺 0.5～0.8 寸。

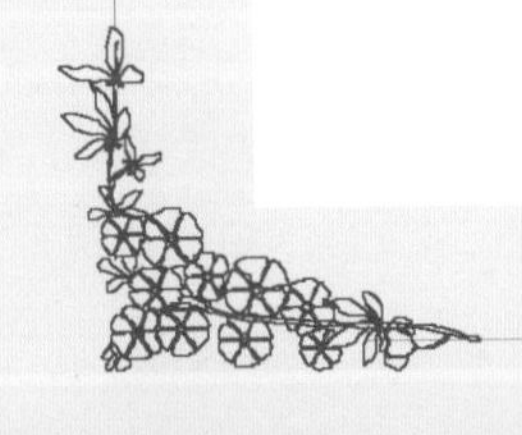

九、手厥陰心包經穴
(pericardium Meridian of Hand-Jueyin)

經絡循行

心主手厥陰心包絡之脈，起於胸中，出屬心包絡，下膈，歷（依次）絡三焦；其支者，循胸出脇，下腋三寸，上抵腋下，循臑內，行太陰、少陰之間，入肘中，下臂，行兩筋（掌長肌腱與橈側腕屈肌腱）之間，入掌中，循中指，出其端；其支者，別掌中，循小指次指出其端。

主治概要

主治心、心包、胸、胃、神志病，以及經脈循行經過部位的其他病症。

天池（PC_1）

在胸部，當第 4 肋間隙，乳頭外 1 寸，前正中線旁開 5 寸。

【刺灸法】斜刺或平刺 0.5～0.8 寸。本穴正當胸腔，內有肺，不宜深刺。

天泉（PC_2）

在臂內側，當腋前紋頭下 2 寸，肱二頭肌的長、短頭

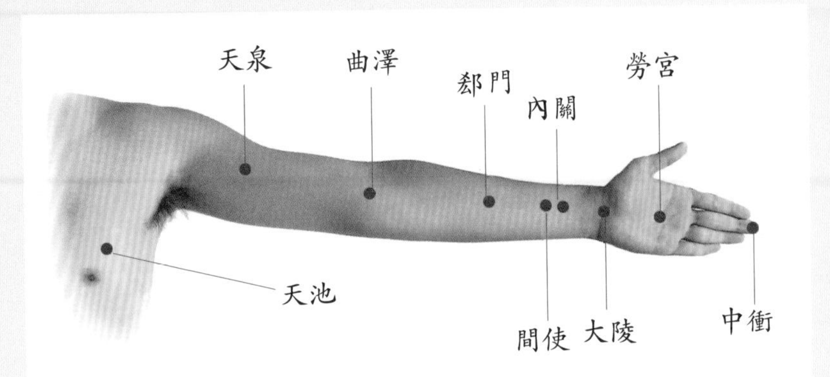

之間。

【刺灸法】直刺 0.5～0.8 寸。

曲澤（PC_3）

在肘橫紋中，當肱二頭肌腱的尺側緣凹陷處。

主治心痛，善驚，心悸，熱病，煩躁，肘臂痛，上肢顫動，咳嗽。

【刺灸法】直刺 0.8～1 寸，或者用三棱針刺血。

郄門（PC_4 xì mén）

在前臂掌側，當曲澤與大陵的連線上，腕橫紋上 5 寸。

【刺灸法】直刺 0.5～1 寸。

間使（PC_5）

在前臂掌側，當曲澤與大陵的連線上，腕橫紋上 3 寸，掌長肌腱與橈側腕屈肌腱之間。

【刺灸法】直刺 0.5～1 寸。

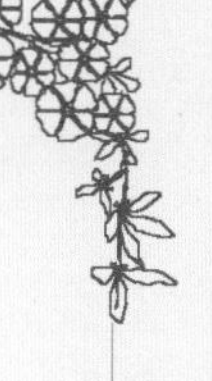

內關（PC_6）

絡穴；八脈交會穴，通陰維脈。在前臂掌側，當曲澤與大陵的連線上，腕橫紋上 2 寸，掌長肌腱與橈側腕屈肌腱之間。

主治心痛，心悸，胸痛，胃痛，嘔吐，呃逆，失眠，癲狂，癇證，鬱證，眩暈，中風，偏癱，哮喘，偏頭痛，熱病，產後血暈，肘臂攣痛。

【刺灸法】直刺 0.5～1 寸。下為正中神經掌皮支，針感可傳至中指。

大陵（PC_7）

在腕掌橫紋的中點處，當掌長肌腱與橈側腕屈肌腱之間。

【刺灸法】直刺 0.3～0.5 寸。

勞宮（PC_8）

在手掌心，當第 2、3 掌骨之間偏於第 3 掌骨，握拳屈指的中指尖處。

【刺灸法】直刺 0.3～0.5 寸。

中衝（PC_9）

在手中指末節尖端中央。

【刺灸法】淺刺 0.1 寸，或用三棱針點刺出血。

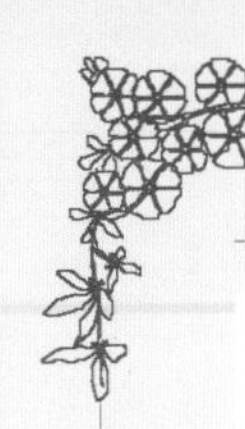

十、手少陽三焦經穴

（Sanjiao Meridian of Hand-Shaoyang）

經絡循行

三焦手少陽之脈，起於小指次指（無名指）之端，上出兩指之間，循手表腕（腕背），出臂外兩骨之間，上貫肘，循臑外上肩，而交出足少陽之後，入缺盆，佈膻中，散絡心包，下膈，遍屬三焦；其支者，從膻中上出缺盆，上項，繫耳後，直上出耳上角，以屈下頰至頔；其支者，從耳後入耳中，出走耳前，過客主人（上關穴），前交頰，至目銳眥。

主治概要

主治頭、目、耳、頰、咽喉、胸脇病和熱病，以及經脈循行經過部位的其他病症。

關衝（SJ_1）

在手環指末節尺側，距指甲角0.1寸。

【刺灸法】淺刺0.1寸，或用三棱針點刺出血。

液門（SJ_2）

在手背部，當第4、5指間，指蹼緣後方赤白肉際處。

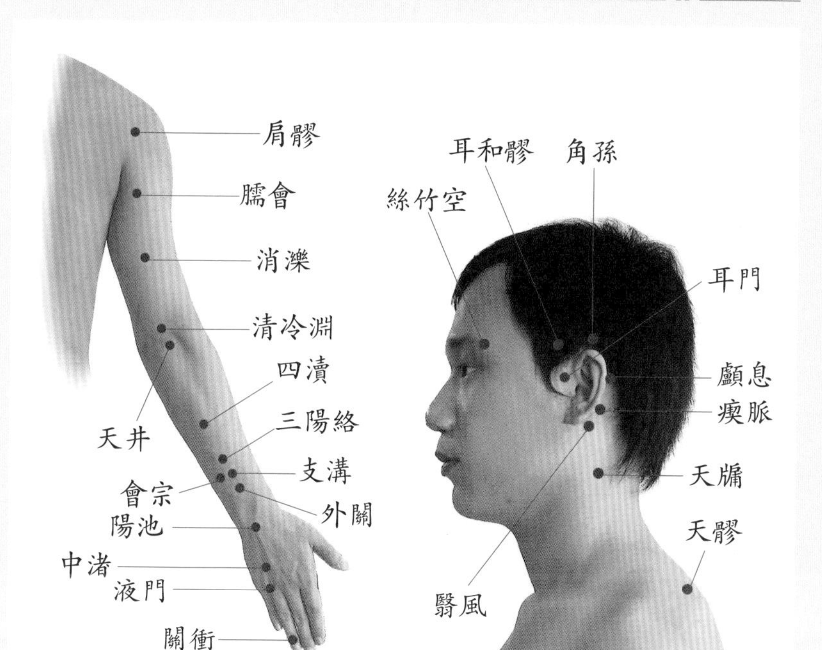

【刺灸法】直刺 0.3～0.5 寸。

中渚（SJ_3 zhōng zhǔ）

在手背部，當環指本節（掌指關節）的後方，第 4、5 掌骨間凹陷處。

【刺灸法】直刺 0.3～0.5 寸。

陽池（SJ_4）

在腕背橫紋中，當指伸肌腱的尺側緣凹陷處。

【刺灸法】直刺 0.3～0.5 寸。

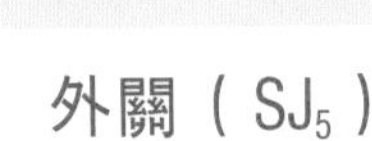

外關（SJ_5）

絡穴；八脈交會穴，通陽維脈。在前臂背側，當陽池與肘尖的連線上，腕背橫紋上 2 寸，尺骨與橈骨之間。

主治熱病，頭痛，頰痛，耳聾，耳鳴，目赤腫痛，手指疼痛，手顫。

【刺灸法】直刺 0.5～1 寸。

支溝（SJ_6）

在前臂背側，當陽池與肘尖的連線上，腕背橫紋上 3 寸，尺骨與橈骨之間。主治便秘，耳聾，耳鳴，肩背痛，脇肋痛，嘔吐，熱病。

【刺灸法】直刺 0.5～1 寸。

會宗（SJ_7）

在前臂背側，當腕背橫紋上 3 寸，支溝尺側，尺骨的橈側緣。

【刺灸法】直刺 0.5～1 寸。

三陽絡（SJ_8）

在前臂背側，腕背橫紋上 4 寸，尺骨與橈骨之間。

【刺灸法】直刺 0.5～1 寸。

四瀆（SJ_9）

在前臂背側，當陽池與肘尖的連線上，肘尖下 5 寸，尺骨與橈骨之間。

【刺灸法】直刺 0.5～1 寸。

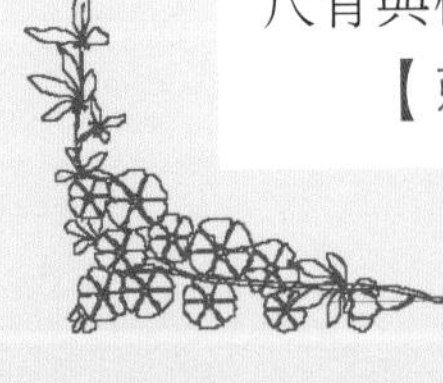

天井（SJ_{10}）

在臂外側，屈肘時，當肘尖直上 1 寸凹陷處。

【刺灸法】直刺 0.5～1 寸。

清冷淵（SJ_{11}）

在臂外側，屈肘時，當肘尖直上 2 寸，即天井上 1 寸。

【刺灸法】直刺 0.5～1 寸。

消濼（SJ_{12} xiāo luò）

在臂外側，當清冷淵與會連線中點處。

【刺灸法】直刺 0.8～1 寸。

臑會（SJ_{13} nào huí）

在臂外側，當肘尖與肩的連線上，肩髎下 3 寸，三角肌的後下緣。

【刺灸法】直刺 0.5～1 寸。

肩髎（SJ_{14}）

在肩部，肩髃後方，當臂外展時，於肩峰後下方呈現凹陷處。

【刺灸法】直刺 0.5～1 寸。

天髎（SJ_{15}）

在肩胛部，肩井與曲垣的中間，當肩胛骨上角處。

【刺灸法】直刺 0.5～0.8 寸。

天牖（SJ_{16} tiān yǒu）

在頸側部，當乳突的後下方，平下頜角，胸鎖乳突肌的後緣。

【刺灸法】直刺 0.8～1 寸。

翳風（SJ_{17} yì fēng）

在耳垂後方，當乳突與下頜角之間的凹陷處。主治耳鳴，耳聾，口眼喎斜，牙關緊閉，頰腫，瘰癧。

【刺灸法】直刺 0.8～1 寸，深部為面神經幹從顱骨穿出處，直刺 1.5 寸。

瘈脈（SJ_{18} chì mài）

在頭部，耳後乳突中央，當角孫與翳風之間，沿耳輪連線的中、下 1/3 的交點處。

【刺灸法】平刺 0.3～0.5 寸，或點刺出血；可灸。

顱息（SJ_{19}）

在頭部，當角孫與翳風之間，沿耳輪連線的上、中 1/3 的交點處。

【刺灸法】平刺 0.3～0.5 寸。

角孫（SJ_{20}）

在頭部，折耳廓向前，當耳尖直上入髮際處。

【刺灸法】平刺 0.3～0.5 寸；燈火灸治療腮腺炎。

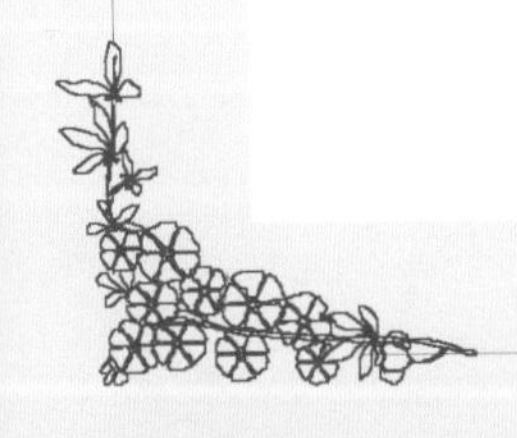

耳門（SJ_{21}）

在面部，當耳屏上切跡的前方，下頜骨髁狀突後緣，張口有凹陷處。

【刺灸法】直刺 0.5～1 寸。

耳和髎（SJ_{22}）

在頭側部，當鬢髮後緣，平耳廓根之前方，顳淺動脈的後緣。

【刺灸法】斜刺 0.3～0.5。

絲竹空（SJ_{23}）

在面部，當眉梢凹陷處。

【刺灸法】平刺 0.5～1 寸。不宜灸。

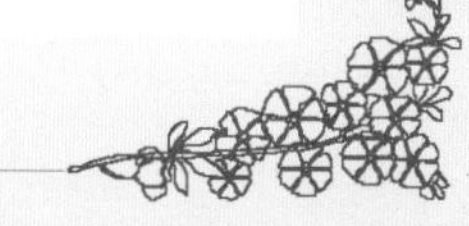

十一、足少陽膽經穴
（Gallbladder Meridian of Foot–Shaoyang）

經絡循行

膽足少陽之脈，起於目銳眥，上抵頭角（額角），下耳後，循頸行手少陽之前，至肩上，卻交出手少陽之後，入缺盆；其支者，從耳後入耳中，出走耳前，至目銳眥後；其支者，別銳眥，下大迎，合於手少陽，抵於䪼，下加（覆蓋）頰車，下頸合缺盆，以下胸中，貫膈，絡肝，屬膽，循脇裏，出氣街，繞毛際，橫入髀厭（股骨大轉子）中；其直者，從缺盆下腋，循胸，過季脇，下合髀厭中，以下循髀陽，出膝外廉，下外輔骨（腓骨）之前，直下抵絕骨之端，下出外踝之前，循足跗上，入小指次指之間；其支者，別跗上，入大指之間，循大指歧骨（第一、二蹠骨）內，出其端，還貫爪甲，出三毛（趾甲後的毫毛部）。

主治概要

主治側頭、目、耳、咽喉病，神志病，熱病及經脈循行部位的其他病症。

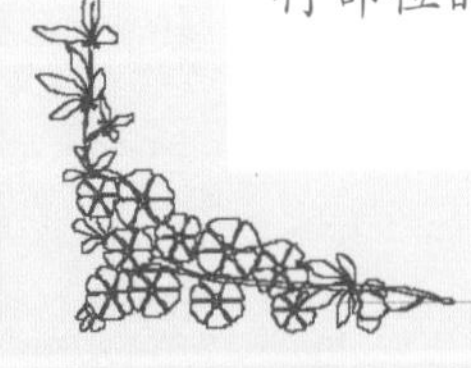

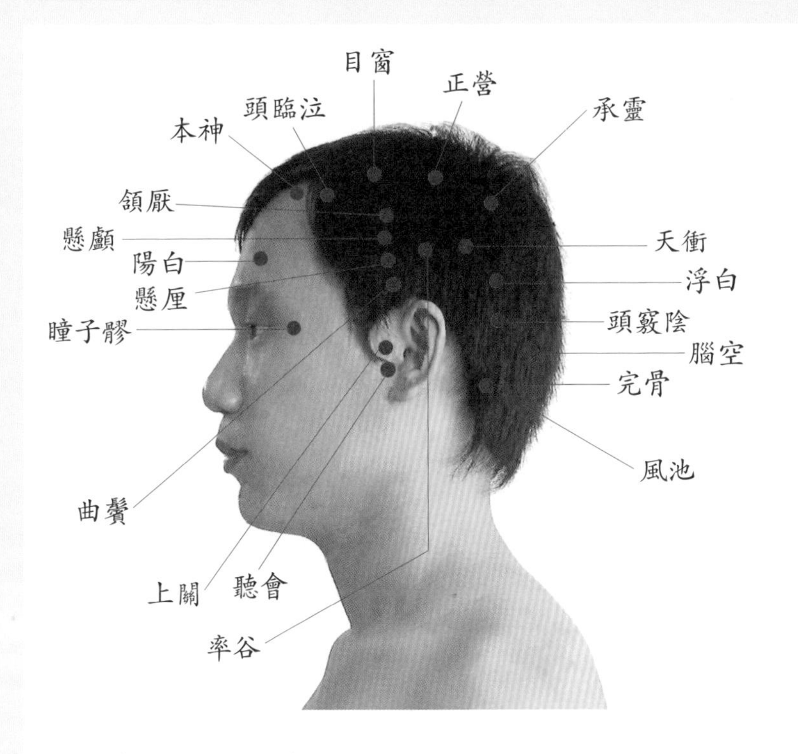

瞳子髎（GB_1）

在面部，目外眥旁，當眶外側緣處。

【刺灸法】向後刺或斜刺 0.3～0.5 寸，或用三棱針點刺出血。

聽會（GB_2）

在面部，當耳屏間切跡的前方，下頜骨髁狀突的後緣，張口有凹陷處。

【刺灸法】直刺 0.5 寸。

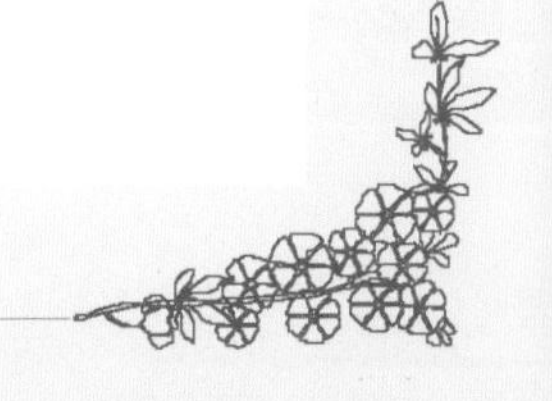

上關（GB_3）

在耳前，下關直下，當顴弓的上緣凹陷處。

【刺灸法】直刺 0.5～0.8 寸。

頷厭（GB_4）

在頭部鬢髮上，當頭維與曲鬢弧形連線的上 3/4 與下 1/4 交點處。

【刺灸法】直刺 0.3～0.4 寸。

懸顱（GB_5）

在頭部鬢髮上，當頭維與曲鬢弧形連線的中點處。

【刺灸法】向後平刺 0.5～0.8 寸。

懸厘（GB_6）

在頭部鬢髮上，當頭維與曲鬢弧形連線的上 3/4 與下 1/4 交點處。

【刺灸法】向後平刺 0.5～0.8 寸。

曲鬢（GB_7）

在頭部，當耳前鬢角髮際後緣的垂線與耳尖水平線交點處。

【刺灸法】向後平刺 0.5～0.8 寸。

率谷（GB_8）

在頭部，當耳尖直上入髮際 1.5 寸，角孫直上方。

【刺灸法】平刺 0.5～1 寸。

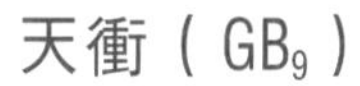

天衝（GB_9）

在頭部，當耳根後緣直上入髮際2寸，率谷後0.5寸。

【刺灸法】平刺0.5～1寸。

浮白（GB_{10}）

在頭部，當耳後乳突的後上方，天衝與完骨的弧形連線的中1/3與上1/3交點處。

【刺灸法】平刺0.5～0.8寸。

頭竅陰（GB_{11}）

在頭部，當耳後乳突的後上方，天衝與完骨的弧形連線的中1/3與下1/3交點處。

【刺灸法】平刺0.5～0.8寸。

完骨（GB_{12}）

在頭部，當耳後乳突的後下方凹陷處。主治頭痛，耳鳴，耳聾，頸項強痛，頰腫，喉痺，口眼喎斜，癲癇，瘧疾。

【刺灸法】斜刺0.5～0.8寸，向鼻尖方向針刺1.5～2寸治療神經性耳聾。

本神（GB_{13}）

在頭部，當前髮際上0.5寸，神庭旁開3寸，神庭與頭維連線的內2/3與外1/3交點處。

【刺灸法】平刺0.5～0.8寸；可灸。

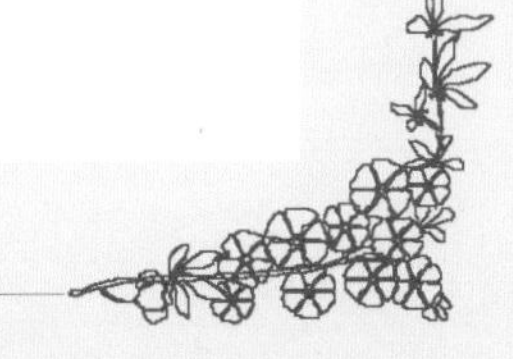

陽白（GB_{14}）

在前額部，當瞳孔直上，眉上1寸。

【刺灸法】平刺0.5～0.8寸。

頭臨泣（GB_{15}）

足太陽、少陽、陽維交會穴。在頭部，當瞳孔直上入前髮際0.5寸，神庭與頭維連線的中點處。

【刺灸法】平刺0.5～0.8寸。

目窗（GB_{16}）

足少陽、陽維交會穴。在頭部，當前髮際上1.5寸，頭正中線旁開2.25寸。

【刺灸法】平刺0.5～0.8寸。

正營（GB_{17}）

足少陽、陽維交會穴。在頭部，當前髮際上2.5寸，頭正中線旁開2.25寸。

【刺灸法】平刺0.5～0.8寸。

承靈（GB_{18}）

足少陽、陽維交會穴。在頭部，當前髮際上4寸，頭正中線旁開2.25寸。

【刺灸法】平刺0.5～0.8寸。

腦空（GB_{19}）

足少陽、陽維交會穴。在頭部，當枕外凸隆的上緣外側，頭正中線旁開 2.25 寸，平腦戶。

【刺灸法】平刺 0.5～0.8 寸。

風池（GB_{20}）

足少陽、陽維交會穴。在項部，當枕骨之下，與風府相平，胸鎖乳突肌與斜方肌上端之間的凹陷處。

主治頭痛，眩暈，頸項強痛，目赤痛，目淚出，鼻淵，鼻衄，耳聾，氣閉，中風，口眼喎斜，瘧疾，熱病，感冒，癭氣。

【刺灸法】針尖微下，向鼻尖方向斜刺 0.5～0.8 寸，或平刺透風府或對側穴，或向同側眼球方向針刺 1.5～2 寸，治偏頭痛，針感可至頭側。

肩井（GB_{21}）

足少陽、陽維交會穴。在肩上，前直乳中，當大椎與肩峰端連線的中點上。主治乳癰，肩背痹痛，手臂不舉，頸項強痛，中風，難產。

【刺灸法】直刺 0.5～0.8 寸，深部正當肺尖，慎不可深刺。

淵腋（GB_{22}）

在側胸部，舉臂，當腋中線上，腋下 3 寸，第 4 肋間隙中。

【刺灸法】斜刺 0.5～0.8 寸。

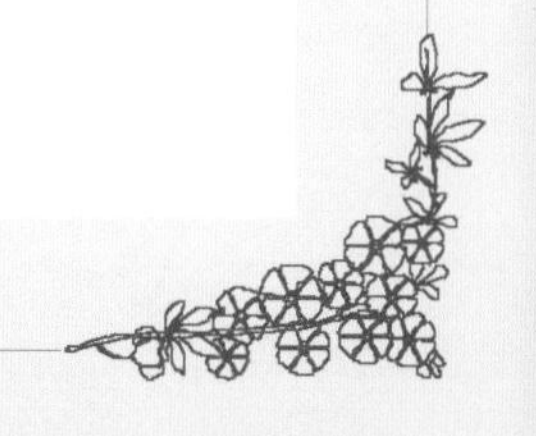

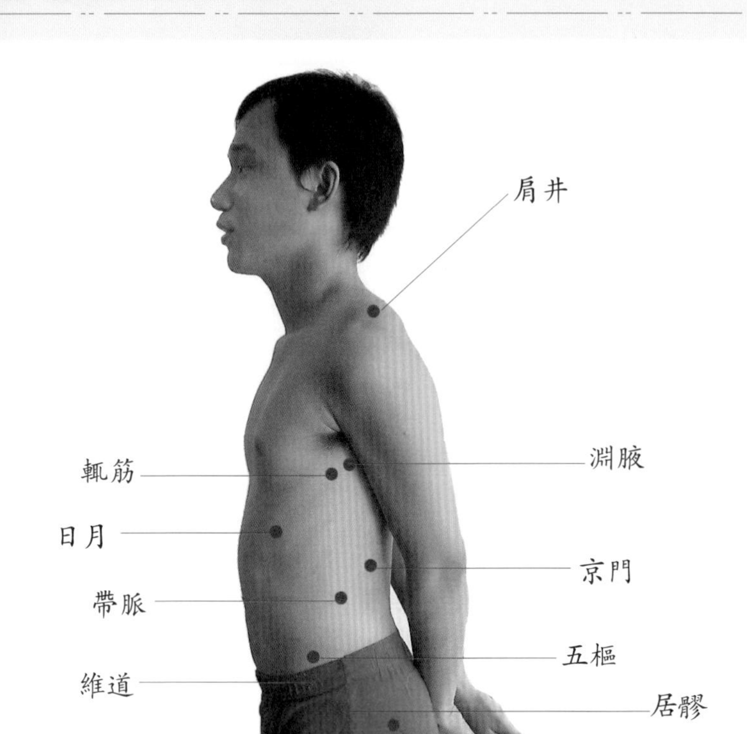

輒筋（GB_{23}）

在側胸部，淵腋前 1 寸，平乳頭，第 4 肋間隙中。

【刺灸法】斜刺 0.5～0.8 寸。

日月（GB_{24}）

足太陰、少陽交會穴，膽募穴。在上腹部，當乳頭直下，第 7 肋間隙，前正中線旁開 4 寸。

【刺灸法】斜刺 0.5～0.8 寸；可灸。

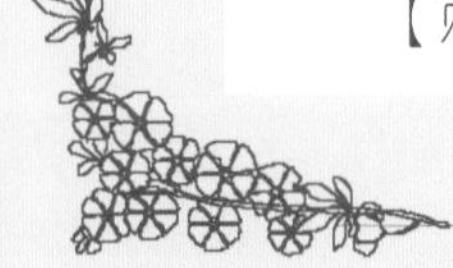

京門（GB_{25}）

在側腰部，章門後 1.8 寸，當 12 肋骨前游離端的下方。

【刺灸法】斜刺 0.5～0.8 寸。

帶脈（GB_{26}）

足少陽、帶脈交會穴。在側腹部，章門下 1.8 寸，當第 11 肋骨游離端下方垂線與臍水平線的交點上。

【刺灸法】直刺 0.5～0.8 寸。

五樞（GB_{27}）

足少陽、帶脈交會穴。在側腹部，當髂前上棘的前方，橫平臍下 3 寸處。

【刺灸法】直刺 0.8～1.5 寸。

維道（GB_{28}）

足少陽、帶脈交會穴。在側腹部，當髂前上棘的前下方，五樞前下 0.5 寸。

【刺灸法】向前下方斜刺 0.8～1.5 寸。

居髎（GB_{29}）

在髖部，當髂前上棘與股骨大轉子最凸點連線的中點處。

【刺灸法】直刺或斜刺 1.5～2 寸。

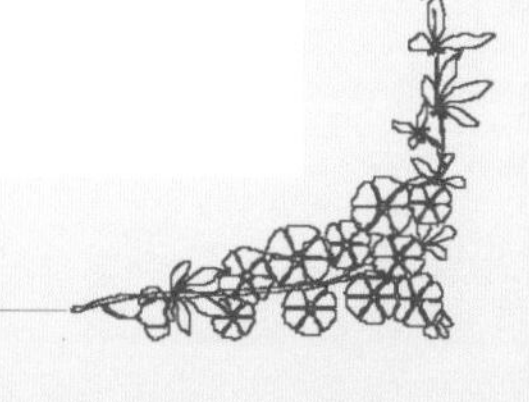

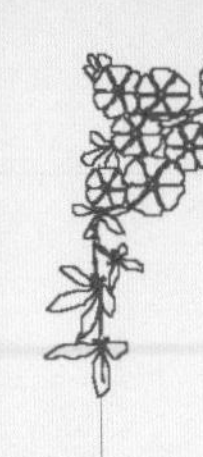

環跳（GB_{30}）

足少陽、太陽交會穴。在股外側部，側臥屈股，當股骨大轉子最凸點與骶管裂孔連線的外 1/3 與中 1/3 交點處。主治坐骨神經痛，腰胯疼痛，半身不遂，遍身風疹，膝踝腫痛不能轉側。

【刺灸法】直刺 2～2.5 寸，深部正當坐骨神經，針感可傳至足。

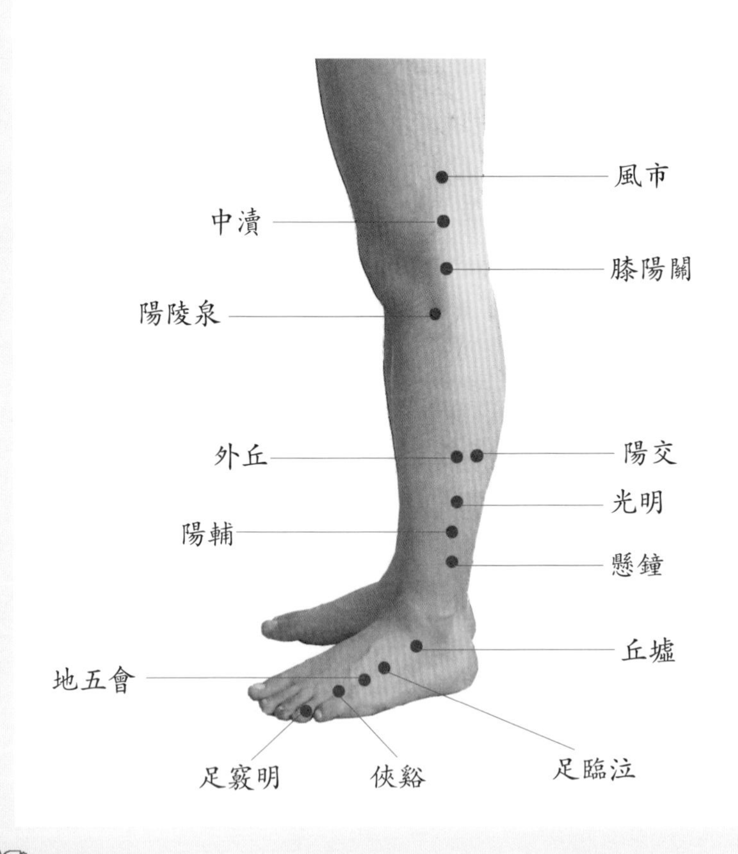

風市（GB_{31}）

在大腿外側部的中線上，當膕横紋上 7 寸。或直立垂手時，中指尖處。

【刺灸法】直刺 1～1.5 寸。

中瀆（GB_{32}）

在大腿外側，當風市下 2 寸，或膕横紋上 5 寸，股外側肌與股二頭肌之間。

【刺灸法】直刺 1～1.5 寸。

膝陽關（GB_{33}）

在膝外側，當股骨外上髁上方的凹陷處。

【刺灸法】直刺 0.8～1 寸。

陽陵泉（GB_{34}）

合穴，膽下合穴，八會穴之筋會。在小腿外側，當腓骨小頭前下方凹陷處。

主治半身不遂，下肢痿痹、麻木，膝臏腫痛，腳氣，脇肋痛，口苦，嘔吐，黃疸，小兒驚風。

【刺灸法】直刺或向下斜刺 1～1.5 寸。

陽交（GB_{35}）

陽維脈郄穴。在小腿外側，當外踝尖上 7 寸，腓骨後緣。

【刺灸法】直刺 0.5～0.8 寸。

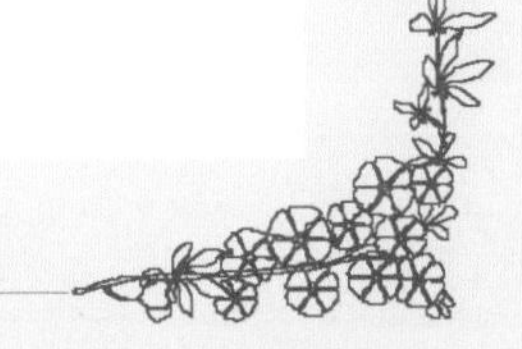

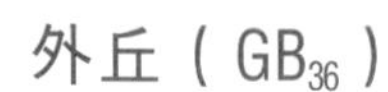

外丘（GB_{36}）

在小腿外側，當外踝尖上 7 寸，腓骨前緣，平陽交。

【刺灸法】直刺 0.5～0.8 寸。

光明（GB_{37}）

在小腿外側，當外踝尖上 5 寸，腓骨前緣。

【刺灸法】直刺 0.5～0.8 寸。

陽輔（GB_{38}）

在小腿外側，當外踝尖上 4 寸，腓骨前緣稍前方。

【刺灸法】直刺 0.5～0.8 寸。

懸鐘（GB_{39}）

八會穴之髓會。在小腿外側，當外踝尖上 3 寸，腓骨前緣。主治半身不遂，健忘，頸項強痛，胸腹脹滿，脇肋疼痛，膝腿痛，腳氣。

【刺灸法】直刺 0.5～0.8 寸。

丘墟（GB_{40}）

在外踝的前下方，當趾長伸肌腱的外側凹陷處。

【刺灸法】直刺 0.5～0.8 寸。

足臨泣（GB_{41}）

輸穴；八脈交會穴，通帶脈。在足背外側，當足 4 趾本節（第 4 蹠趾關節）的後方，小趾伸肌腱的外側凹陷處。

【刺灸法】直刺 0.5～0.8 寸。

地五會（GB_{42}）

在足背外側，當足4趾本節（第4蹠趾關節）的後方，第4、5趾骨之間，小趾伸肌腱的內側緣凹陷處。

【刺灸法】直刺或斜刺0.5～0.8寸。

俠谿（GB_{43}）

在足背外側，當第4、5趾間，趾蹼緣後方赤白肉際處。

【刺灸法】直刺或斜刺0.3～0.5寸。

足竅陰（GB_{44}）

在第4趾末節外側，距趾甲角0.1寸。

【刺灸法】直刺0.1～0.2寸。

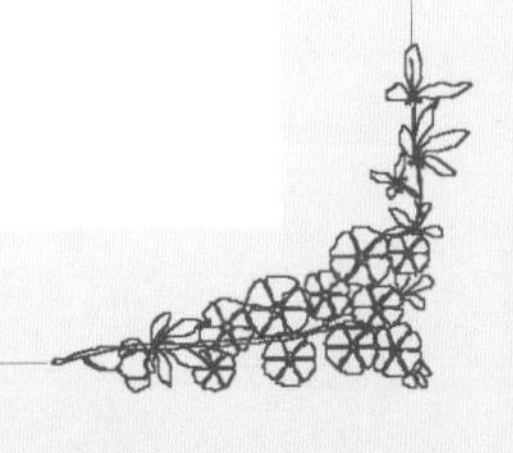

十二、足厥陰肝經穴
（Liver Meridian of Foot–Jueyin）

經絡循行

肝足厥陰之脈，起於大指叢毛之際，上循足跗上廉；去內踝一寸，上踝八寸，交出太陰之後，上膕內廉，循股陰，入毛中，過陰器，抵小腹，挾胃屬肝絡膽，上貫膈，佈脇肋，循喉嚨之後，上入頏顙（鼻咽部），連目系，上出額，與督脈會於巔；其支者，從目系下頰裏，環唇內；其支者，復從肝別貫膈，上注肺。

主治概要

主治肝膽、婦科、前陰病及經脈循行部位的其他病症。

大敦（LR_1）

在足大指末節外側，距趾甲角0.1寸。主治疝氣，陰縮，陰中痛，月經不調，血崩，尿血，癃閉，遺尿，淋疾，癲狂，癇證，少腹痛。

【刺灸法】斜刺0.1～0.2寸，或用三棱針點刺出血。

行間（LR_2）

在足背側，當第1、2趾間，趾蹼緣的後方赤白肉際處。

【刺灸法】直刺 0.5～0.8 寸。

太衝（LR_3）

在足背側，當第 1、2 蹠骨結合部前下凹陷處。主治頭痛，眩暈，疝氣，月經不調，癃閉，遺尿，小兒驚風，癲狂，癇證，脇痛，腹脹，黃疸，嘔逆，咽痛嗌乾，目赤腫痛。

【刺灸法】直刺 0.5～0.8 寸。

【附註】疏肝理氣要穴；與合谷構成「四關穴」，運行全身氣血。

中封（LR_4）

在足背側，當足內踝前，商丘與解谿連線之間，脛骨前肌腱的內側凹陷處。

【刺灸法】直刺 0.5～0.8 寸。

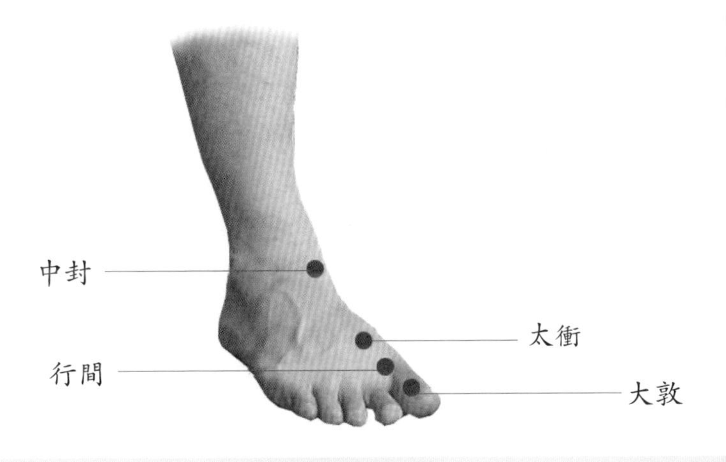

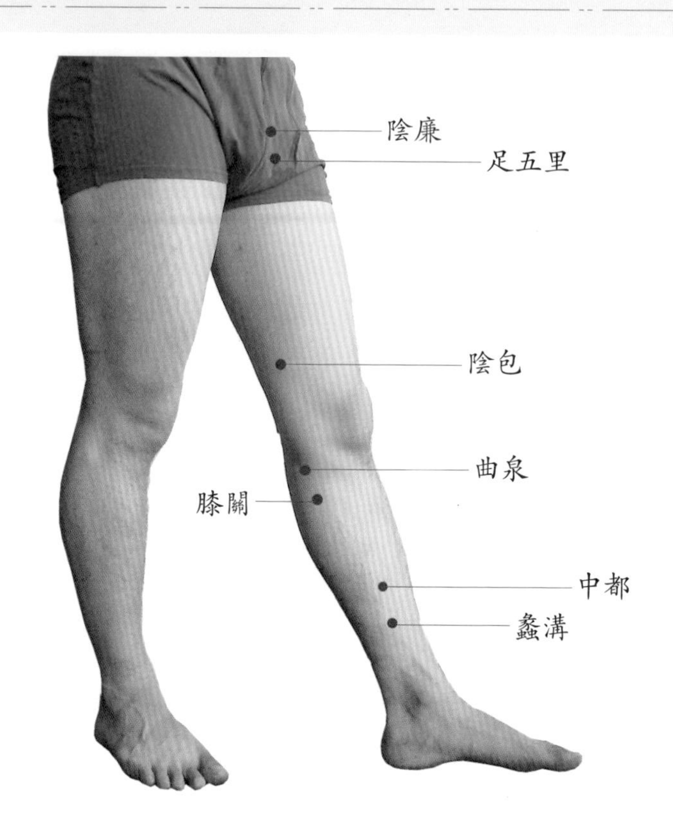

蠡溝（LR_5）

在小腿內側，當足內踝尖上 5 寸，脛骨內側面的中央。主治陽痿，遺精，月經不調，赤白帶下，陰挺，陰癢，疝氣，小便不利，睾丸腫痛，小腹痛。

【刺灸法】平刺 0.5～0.8 寸。

中都（LR_6）

在小腿內側，當足內踝尖上 7 寸，脛骨內側面的中央。

【刺灸法】平刺 0.5～0.8 寸。

膝關（LR_7）

在小腿內側，當脛骨內側髁的後下方，陰陵泉後 1 寸，腓腸肌內側頭的上部。

【刺灸法】直刺 0.8～1 寸。

曲泉（LR_8）

在膝內側，屈膝，當膝關節內側端，股骨內上髁的後緣，半腱肌、半膜肌止端的前緣凹陷處。主治婦科病症，遺精，陽痿，疝氣，小便不利，頭痛，目眩，癲狂，膝臏腫痛，下肢痿痹。

【刺灸法】直刺 1～1.5 寸。

陰包（LR_9）

在大腿內側，當股骨內上髁上 4 寸，股內肌與縫匠肌之間。

【刺灸法】直刺 0.8～1 寸。

足五里（LR_{10}）

在大腿內側，當氣衝直下 3 寸，大腿根部，恥骨結節的下方，長收肌的外緣。

【刺灸法】直刺 0.5～0.8 寸。

陰廉（LR_{11}）

在大腿內側，當氣衝直下 2 寸，大腿根部，恥骨結節的下方，長收肌的外緣。

【刺灸法】直刺 0.8～1 寸。

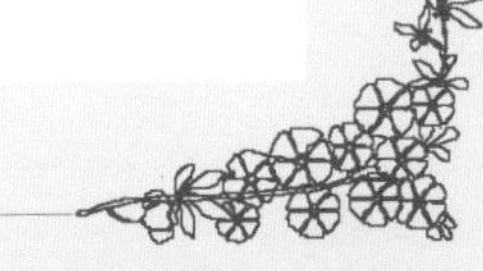

急脈（LR_{12}）

在恥骨結節的外側，當氣衝外下腹股溝股動脈搏動處，前正中線旁開 2.5 寸。

【刺灸法】避開動脈直刺 0.5～1 寸。

章門（LR_{13}）

脾募穴，八會穴之臟會。在側腹部，當第 11 肋游離端的下方。

【刺灸法】斜刺 0.5～0.8 寸。

期門（LR_{14}）

在胸部，當乳頭直下，第 6 肋間隙，前正中線旁開 4

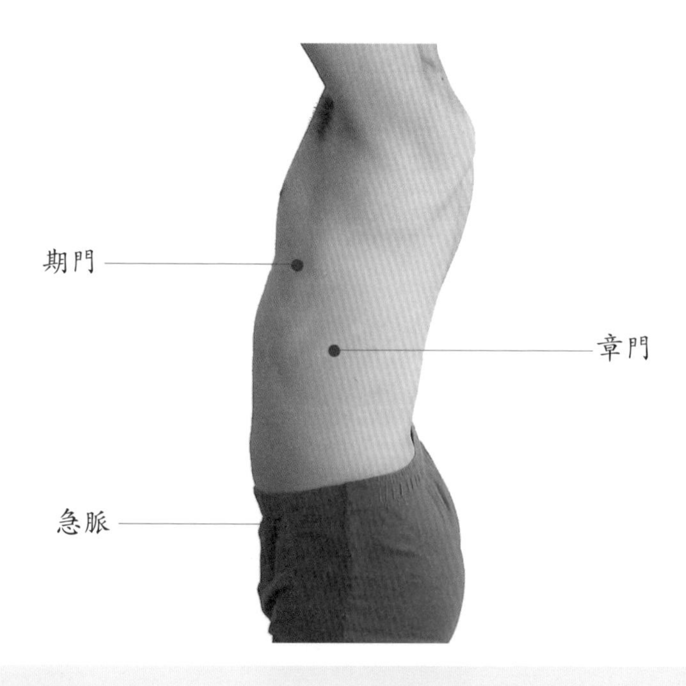

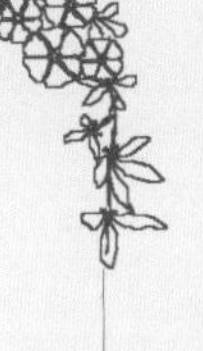

寸。主治胸脇脹滿疼痛，嘔吐，呃逆，吞酸，腹脹，泄瀉，饑不欲食，胸中熱，咳喘，奔豚，瘧疾，傷寒熱入血室。

【刺灸法】斜刺 0.5～0.8 寸。

十三、督　脈
(Du Meridian)

經絡循行

起於小腹內（胞中），下出於會陰部，向後從尾骨端（長強）行於脊柱的內部，上達項後風府，進入腦內，直行至巔頂，沿前額下行鼻柱，止於上齒齦（齦交）。

主治概要

主治神志病，熱病，腰骶、背、頭項、局部病症及相應的內臟病症。

長強（DU_1）

在尾骨端下，當尾骨端與肛門連線的中點處。主治便血，痔疾，癲狂，陰部濕癢，腰骶部疼痛。

【刺灸法】斜刺，針尖向上與骶骨平行刺入 0.5～1 寸。不得刺穿直腸，以防感染，不可灸。

腰俞（DU_2）

在骶部，當後正中線上，適對骶管裂孔。主治腰脊強痛，腹瀉，便秘，痔疾，脫肛，便血，癲癇，淋濁，月經

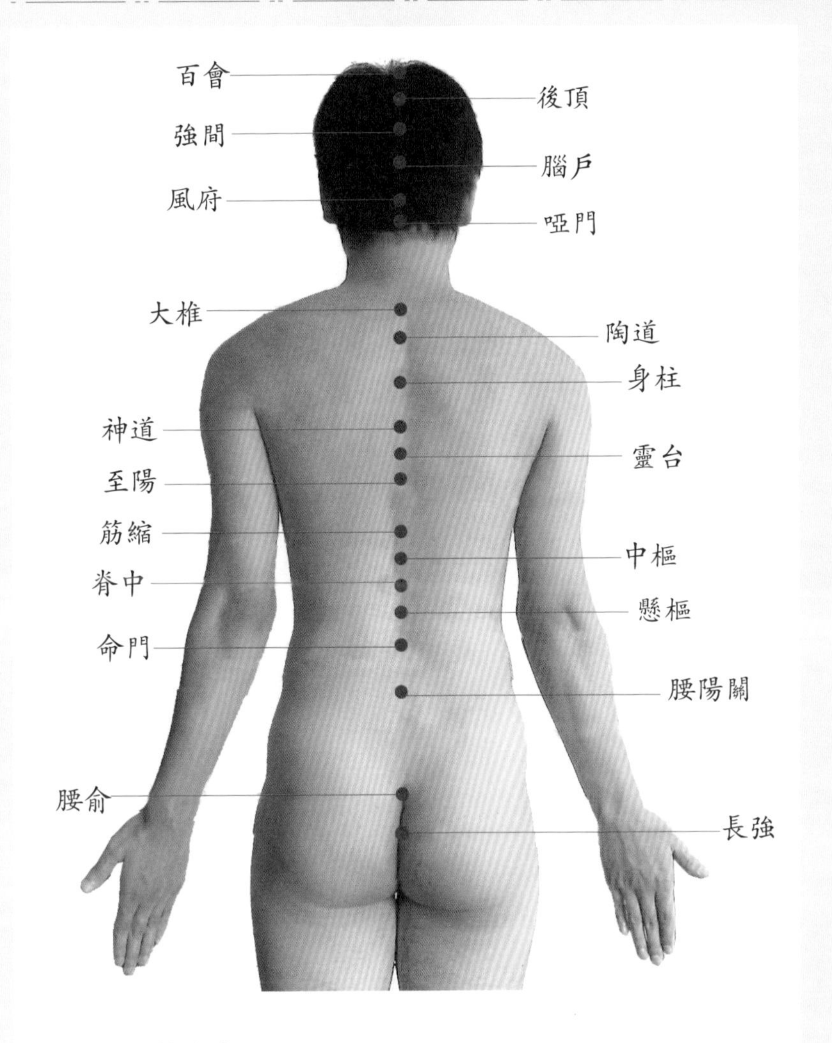

不調，下肢痿痹。

【刺灸法】向上斜刺 0.5～1 寸，可灸。

腰陽關（DU_3）

在腰部，當後正中線上，第 4 腰椎棘突下凹陷中。主

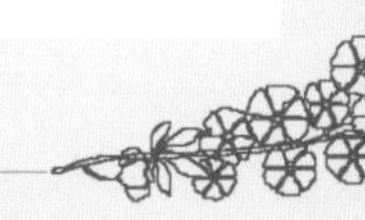

治腰骶疼痛，下肢痿痹，月經不調，赤白帶下，遺精，陽痿，便血。

【刺灸法】直刺 0.5～1 寸。

命門（DU_4）

在腰部，當後正中線上，第 2 腰椎棘突下凹陷中。

主治虛損腰痛，遺尿，尿頻，泄瀉，遺精，白濁，陽痿，早洩，赤白帶下，胎屢墜，頭暈耳鳴，癲癇，驚恐，手足逆冷。

【刺灸法】直刺 0.5～1 寸。

懸樞（DU_5）

在腰部，當後正中線上，第 1 腰椎棘突下凹陷中。

【刺灸法】直刺 0.5～1 寸。

脊中（DU_6）

在背部，當後正中線上，第 11 胸椎棘突下凹陷中。

【刺灸法】斜刺 0.5～1 寸。

中樞（DU_7）

在背部，當後正中線上，第 10 胸椎棘突下凹陷中。

【刺灸法】斜刺 0.5～1 寸。

筋縮（DU_8）

在背部，當後正中線上，第 9 胸椎棘突下凹陷中。

【刺灸法】斜刺 0.5～1 寸。

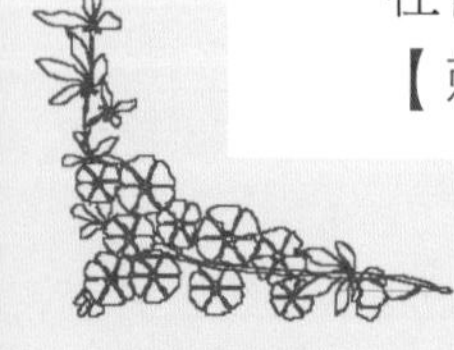

至陽（DU_9）

在背部，當後正中線上，第 7 胸椎棘突下凹陷中。主治胸脇脹痛，腹痛，黃疸，咳嗽，氣喘，腰背疼痛，脊強，身熱。

【刺灸法】斜刺 0.5～1 寸。

靈台（DU_{10}）

在背部，當後正中線上，第 6 胸椎棘突下凹陷中。

【刺灸法】斜刺 0.5～1 寸。

神道（DU_{11}）

在背部，當後正中線上，第 5 胸椎棘突下凹陷中。

【刺灸法】斜刺 0.5～1 寸。

身柱（DU_{12}）

在背部，當後正中線上，第 3 胸椎棘突下凹陷中。

【刺灸法】斜刺 0.5～1 寸。

陶道（DU_{13}）

在背部，當後正中線上，第 1 胸椎棘突下凹陷中。

【刺灸法】斜刺 0.5～1 寸。

大椎（DU_{14}）

督脈、手、足三陽脈交會穴。在後正中線上，第 7 頸椎棘突下凹陷中。

主治熱病，瘧疾，咳嗽，喘逆，骨蒸潮熱，項強，肩背痛，腰脊強，角弓反張，小兒驚風，癲狂癇證，五勞虛損，七傷乏力，中暑，霍亂，嘔吐，黃疸，風疹。

【刺灸法】斜刺 0.5～1 寸。

啞門（DU_{15}）

在項部，當後髮際正中直上 0.5 寸，第 1 頸椎下。

【刺灸法】伏案正坐位，使頭微前傾，項肌放鬆，向下頜方向緩慢刺入 0.5～1 寸。

風府（DU_{16}）

在項部，當後髮際正中直上 1 寸，枕外隆凸直下，兩側斜方肌之間凹陷處。主治癲狂，癇證，癔病，中風不語，悲恐驚悸，半身不遂，眩暈，頸項強痛，咽喉腫痛，目痛，鼻衄。

【刺灸法】伏案正坐位，使頭微前傾，項肌放鬆，向下頜方向緩慢刺入 0.5～1 寸。針尖不可向上，以免刺入枕骨大孔，誤傷延髓。

腦戶（DU_{17}）

在頭部，後髮際正中直上 2.5 寸，風府上 1.5 寸，枕外隆凸的上緣凹陷處。

【刺灸法】平刺 0.5～0.8 寸。

強間（DU_{18}）

在頭部，當後髮際正中直上 4 寸（腦戶上 1.5 寸）。

【刺灸法】平刺 0.5～0.8 寸。

後頂（DU_{19}）

在頭部，當後髮際正中直上 5.5 寸（腦戶上 3 寸）。

【刺灸法】平刺 0.5～0.8 寸。

百會（DU_{20}）

督脈、足太陽交會穴。在頭部，當前髮際正中直上 5 寸，或兩耳尖連線中點處。主治頭痛，眩暈，驚悸，健忘，屍厥，中風不語，癲狂，癇證，癔病，耳鳴，鼻塞，脫肛，痔疾，陰挺，泄瀉。

【刺灸法】平刺 0.5～0.8 寸。

前頂（DU_{21}）

在頭部，當前髮際正中直上 3.5 寸（百會前 1.5 寸）。

【刺灸法】平刺 0.3～0.5 寸。

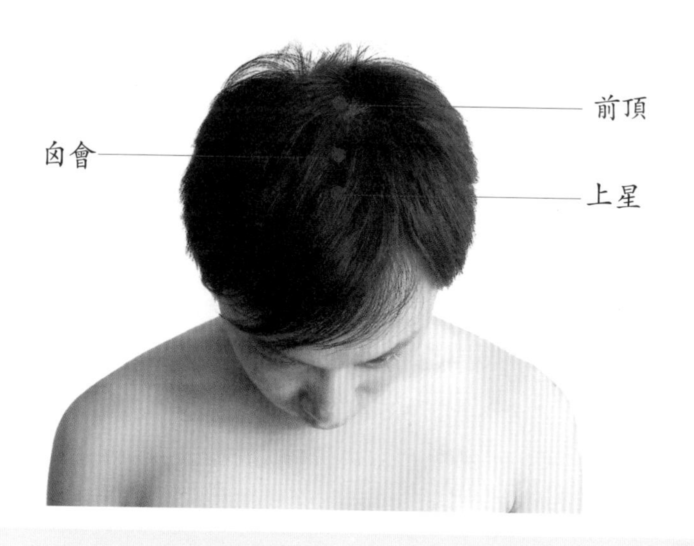

囟會（DU_{22}）

在頭部，當前髮際正中直上 2 寸（百會前 3 寸）。

【刺灸法】平刺 0.3～0.5 寸，小兒禁刺；可灸。

上星（DU_{23}）

在頭部，當前髮際正中直上 1 寸。主治鼻病，頭痛，眩暈，癲狂，癇證，小兒驚風，熱病。

【刺灸法】平刺 0.5～0.8 寸。

神庭（DU_{24}）

在頭部，當前髮際正中直上 0.5 寸。

【刺灸法】平刺 0.3～0.5 寸。

素髎（DU_{25}）

在面部，當鼻尖的正中央。

【刺灸法】向上斜刺 0.3～0.5 寸，或點刺出血；不可灸。

水溝（DU_{26}）

在面部，當人中溝的上 1/3 與中 1/3 交點處。主治昏迷，暈厥，暑病，癲狂，癇證，急慢驚風，鼻塞，鼻衄，風水面腫，齒痛，牙關緊閉，黃疸，消渴，霍亂，溫疫，脊膂強痛，挫閃腰疼。

【刺灸法】向上斜刺 0.3～0.5 寸，或用指甲按掐；不可灸。

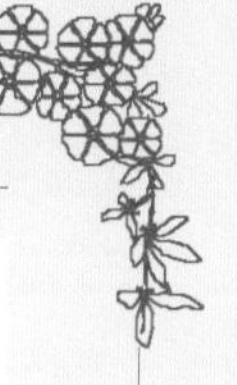

兌端（DU_{27}）

在面部，當上唇的尖端，人中溝下端的皮膚與唇的移行部。

【刺灸法】斜刺 0.2～0.3 寸。

齦交（DU_{28}）

在上唇內，唇系帶與上齒齦的相接處。

【刺灸法】向上斜刺 0.2～0.3 寸。

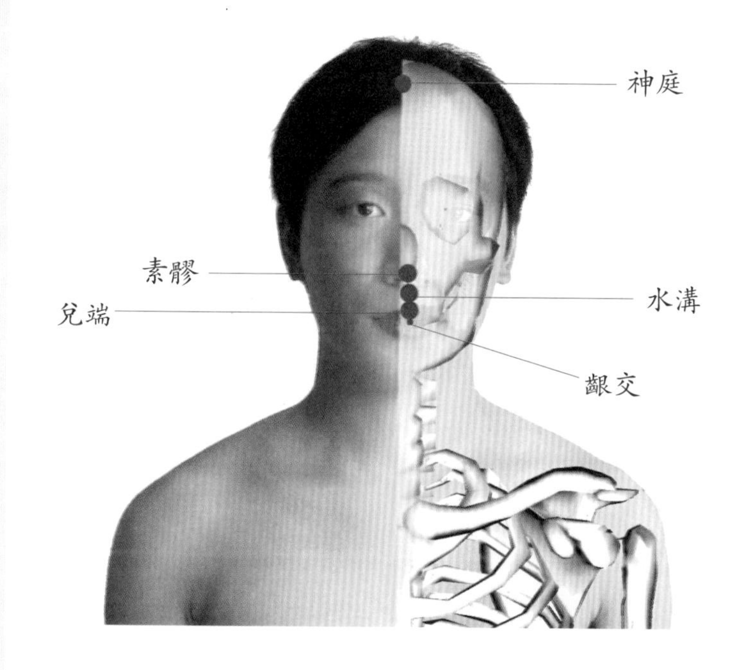

十四、任　脈

(Ren Meridian)

經絡循行

起於小腹內，下出會陰部，向前上行於陰毛部，在腹內沿前正中線上行，經關元等穴至咽喉部，再上行環繞口唇，進入目眶下，聯繫於目。

主治概要

主治腹、胸、頸、頭面的局部病症及相應的內臟器官病症，部分腧穴有強壯作用或可治療神志病。

會陰（RN_1）

任脈別絡，督脈、沖脈交會穴。在會陰部，男性當陰囊根部與肛門連線的中點，女性當大陰唇後聯合與肛門連線的中點。

【刺灸法】直刺0.5～1寸，孕婦慎用。

曲骨（RN_2）

任脈、足厥陰交會穴。在下腹部，當前正中線上，恥骨聯合上緣的中點處。

【刺灸法】直刺0.5～1寸，可灸。

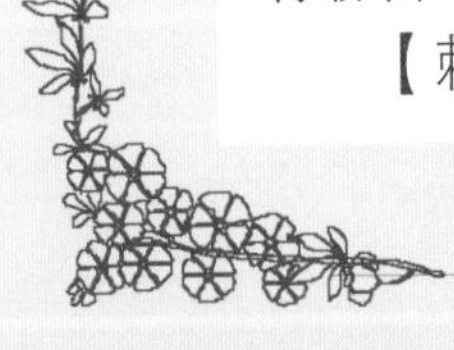

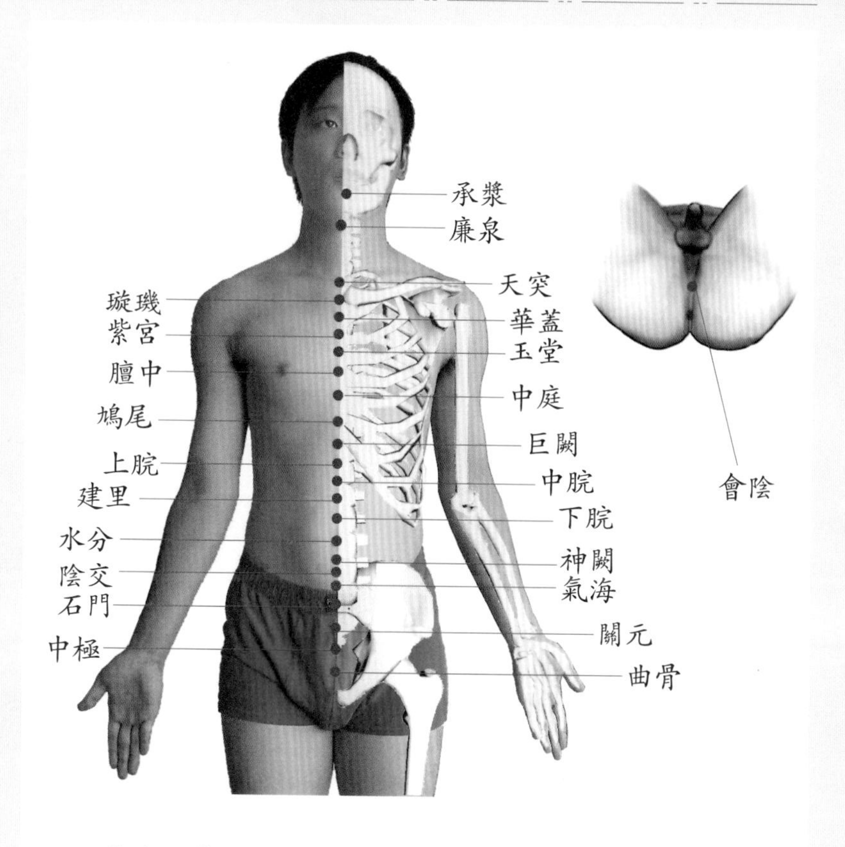

【附註】小腹部穴位針刺時可能傷及膀胱，應在排尿後進行針刺。

中極（RN_3）

膀胱募穴，足三陰、任脈交會穴。在下腹部，前正中線上，當臍中下 4 寸。主治小便不利，遺溺不禁，陽痿，早洩，遺精，白濁，疝氣偏墜，積聚疼痛，婦科病症，水腫。

【刺灸法】直刺 0.5～1 寸。

關元（RN_4）

小腸募穴，足三陰、任脈交會穴。在下腹部，前正中線上，當臍中下 3 寸。主治中風脫證，虛勞冷憊，羸瘦無力，少腹疼痛，霍亂吐瀉，痢疾，脫肛，疝氣，便血，溺血，小便不利，尿頻，尿閉，遺精，白濁，陽痿，早洩，月經不調，經閉，經痛，赤白帶下，陰挺，崩漏，陰門瘙癢，惡露不止，胞衣不下，消渴，眩暈。

【刺灸法】直刺 0.5～1 寸，可灸。

【附註】保健穴，常灸可強身健體。

石門（RN_5）

在下腹部，前正中線上，當臍中下 2 寸。

【刺灸法】直刺 0.5～1 寸，可灸。孕婦慎用。

【附註】古人有「針石門而絕子」之說。

氣海（RN_6）

在下腹部，前正中線上，當臍中下 1.5 寸。主治臟氣虛憊，形體羸瘦，四肢乏力，水穀不化，大便不通，泄痢不禁，遺尿，遺精，陽痿，疝氣，月經不調，痛經，經閉，崩漏，帶下，陰挺。

【刺灸法】直刺 0.5～1 寸，可灸。孕婦慎用。

【附註】保健穴，常灸可強身健體。

陰交（RN_7）

在下腹部，前正中線上，當臍中下 1 寸。

【刺灸法】直刺 0.5～1 寸，可灸。孕婦慎用。

神闕（RN_8）

在腹中部，臍中央。主治中風虛脫，四肢厥冷，屍厥，風癇，形憊體乏，繞臍腹痛，水腫鼓脹，脫肛，泄利，便秘，小便不禁，五淋，婦女不孕。

【刺灸法】禁刺，可灸。

水分（RN_9）

在上腹部，前正中線上，當臍中上 1 寸。

【刺灸法】直刺 0.5～1 寸。

下脘（RN_{10}）

在上腹部，前正中線上，當臍中上 2 寸。

【刺灸法】直刺 0.5～1 寸。

建里（RN_{11}）

在上腹部，前正中線上，當臍中上 3 寸。

【刺灸法】直刺 0.5～1 寸，可灸。

中脘（RN_{12}）

在上腹部，前正中線上，當臍中上 4 寸。主治胃脘痛，腹脹，嘔吐，呃逆，反胃，吞酸，納呆，食不化，疳積，膨脹，黃疸，腸鳴，泄利，便秘，便血。

【刺灸法】直刺 0.5～1 寸，可灸。

上脘（RN_{13}）

在上腹部，前正中線上，當臍中上 5 寸。

【刺灸法】直刺 0.5～1 寸。

巨闕（RN_{14}）

在上腹部，前正中線上，當臍中上 6 寸。

【刺灸法】直刺 0.5～1 寸。

鳩尾（RN_{15}）

在上腹部，前正中線上，當胸劍結合部下 1 寸。

【刺灸法】斜向下刺 0.5～1 寸，可灸。

中庭（RN_{16}）

在胸部，當前正中線上，平第 5 肋間，即胸劍結合部。

【刺灸法】平刺 0.3～0.5 寸。

膻中（RN_{17}）

在胸部，當前正中線上，平第 4 肋間，兩乳頭連線的中點。主治咳嗽，氣喘，咯唾膿血，胸痹心痛，心悸，心煩，產婦少乳，噎嗝，膨脹。

【刺灸法】平刺 0.3～0.5 寸，可灸。

玉堂（RN_{18}）

在胸部，當前正中線上，平第 3 肋間。

【刺灸法】平刺 0.3～0.5 寸。

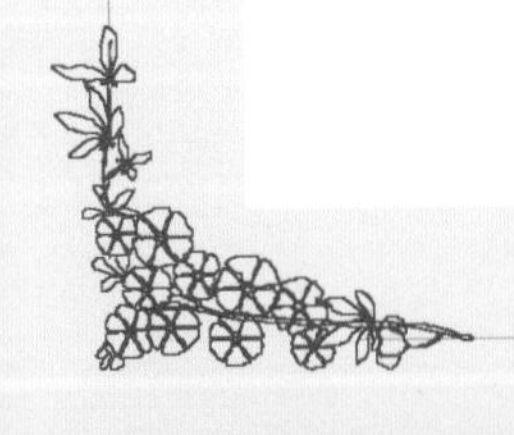

紫宮（RN_{19}）

在胸部，當前正中線上，平第 2 肋間。

【刺灸法】平刺 0.3～0.5 寸。

華蓋（RN_{20}）

在胸部，當前正中線上，平第 1 肋間。

【刺灸法】平刺 0.3～0.5 寸。

璇璣（RN_{21}）

在胸部，當前正中線上，天突下 1 寸。

【刺灸法】平刺 0.3～0.5 寸。

天突（RN_{22}）

陰維、任脈交會穴。在頸部，當前正中線上胸骨上窩中央。主治咳嗽，哮喘，胸中氣逆，咽喉腫痛，舌下急，暴喑，癭氣，噎膈，梅核氣。

【刺灸法】先直刺 0.2～0.3 寸，然後沿胸骨柄後緣、氣管前緣緩慢向下刺入 0.5～1 寸。

【附註】本穴針刺不能過深，也不宜向左右刺，以防刺傷鎖骨下動脈及肺尖。如刺中氣管壁，針下有硬而輕度彈性的感覺，病人出現喉癢欲咳等現象；若刺破氣管壁，可引起劇烈的咳嗽及血痰等現象。如刺中無名靜脈或主動脈弓時，針下可有柔軟而有彈力的阻力或病人有疼痛感覺，應即退針。

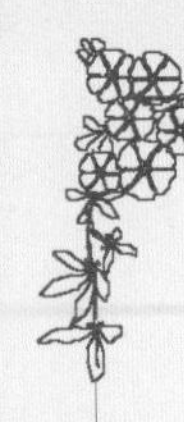

廉泉（RN_{23}）

陰維、任脈交會穴。在頸部，當前正中線上，喉結上方，舌骨上緣凹陷處。主治舌下腫痛，舌根急縮，舌強，中風失語，口乾舌燥，口舌生瘡，暴喑，喉痹，聾啞。

【刺灸法】直刺 0.5～0.8 寸，不留針。

承漿（RN_{24}）

足陽明、任脈交會穴。在面部，當頦唇溝的正中凹陷處。

【刺灸法】斜刺 0.3～0.5 寸。

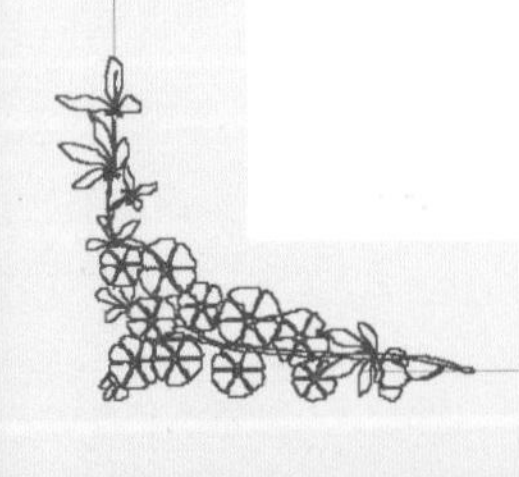

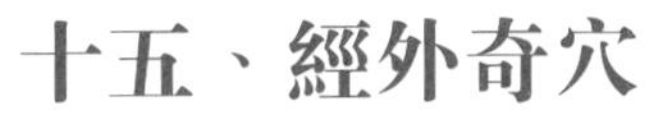

（Extra Points）

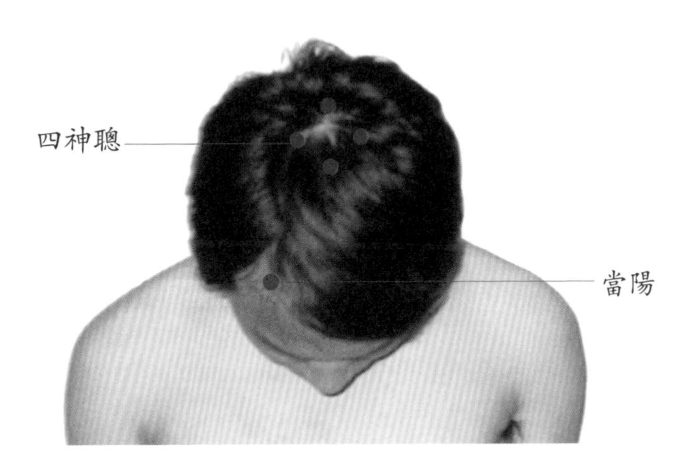

四神聰（EX-HN_1）

在頭頂部，當百會前後左右各 1 寸，共四穴。主治頭痛，眩暈，失眠，健忘，癲狂，癇證，偏癱，腦積水，大腦發育不全。

【刺灸法】平刺 0.5～0.8 寸，可灸。

當陽（EX-HN_2）

在頭前部，當瞳孔直上，前髮際上 1 寸。

【刺灸法】平刺 0.5～0.8 寸。

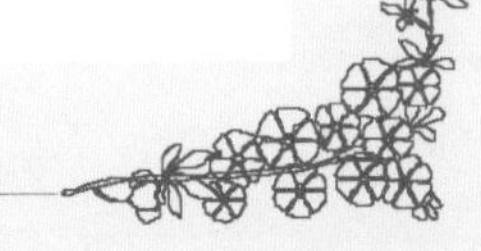

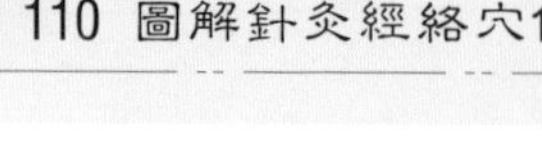

印堂（$EX-HN_3$）

在額部，當兩眉頭之中間。

【刺灸法】提捏局部皮膚，向下平刺 0.3～0.5 寸；或用三棱針點刺出血。

魚腰（$EX-HN_4$）

在額部，瞳孔直上，眉毛中。

【刺灸法】平刺 0.3～0.5 寸，禁灸。

太陽（$EX-HN_5$）

在顳部，當眉梢與目外眥之間，向後約一橫指的凹陷處。主治偏正頭痛，目赤腫痛，目眩，目澀，牙痛，三叉神經痛。

【刺灸法】直刺或斜刺 0.3～0.5 寸，或用三棱針點刺出血，或向下 45°角斜刺 2 寸治上牙痛；或透刺率谷治療偏頭痛。

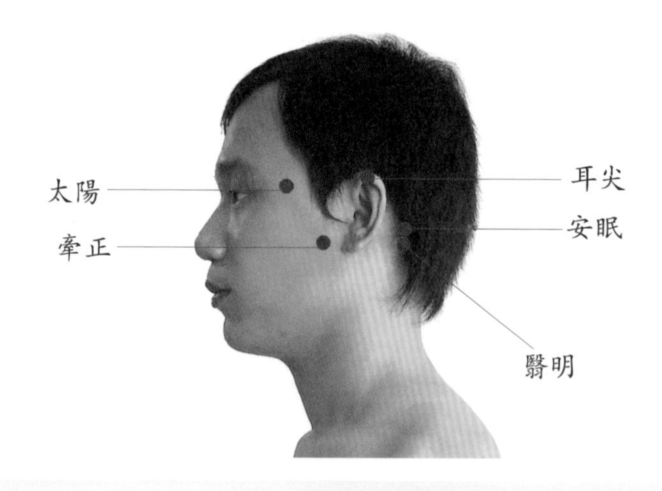

耳尖（$EX-HN_6$）

在耳廓的上方，當折耳向前，耳廓上方的尖端處。

【刺灸法】直刺 0.1～0.2 寸，或用三棱針點刺出血。可灸。

球後（$EX-HN_7$）

在面部，當眶下緣外 1/4 與內 3/4 交界處。主治視神經炎，視神經萎縮，視網膜色素變性，青光眼，早期白內障，近視。

【刺灸法】沿眶下緣從外下向內上，向視神經孔方向刺 0.5～1 寸。

上迎香（$EX-HN_8$）

在面部，當鼻翼軟骨與鼻甲的交界處，近鼻唇溝上端處。

【刺灸法】向內上方斜刺 0.3～0.5 寸。

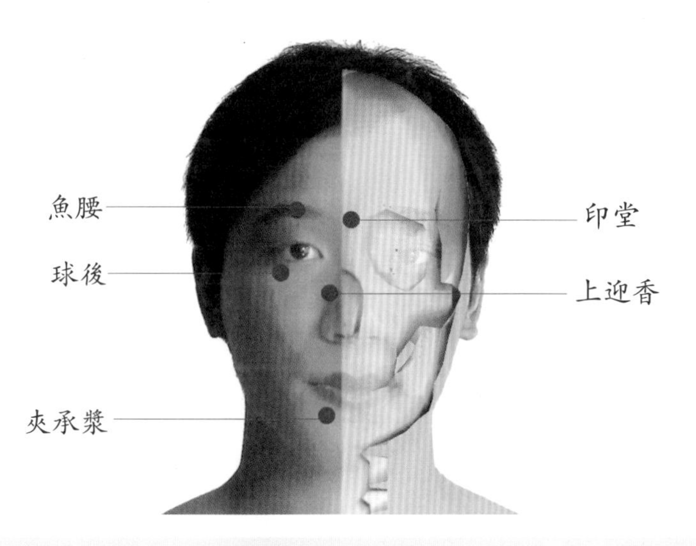

內迎香（EX-HN$_9$）

在鼻孔，當鼻翼軟骨與鼻甲的黏膜處。

【刺灸法】用三稜針點刺出血；有出血體質的人忌用。

夾承漿

在面部，承漿穴旁開 1 寸。

【刺灸法】斜刺或平刺 0.3～0.5 寸。

聚泉（EX-HN$_{10}$）

在口腔內，當舌背正中縫的中點處。

【刺灸法】直刺 0.1～0.2 寸；或用三稜針點刺出血。

海泉（EX-HN$_{11}$）

在口腔內，當舌下系帶中點處。

【刺灸法】用三稜針或毫針點刺出血。

金津（EX-HN$_{12}$）

在口腔內，當舌下系帶左側的靜脈上。

【刺灸法】點刺出血。

玉液（EX-HN$_{13}$）

在口腔內，當舌下系帶右側的靜脈上。

【刺灸法】點刺出血。

翳明（EX-HN$_{14}$）

在項部，當翳風後 1 寸。

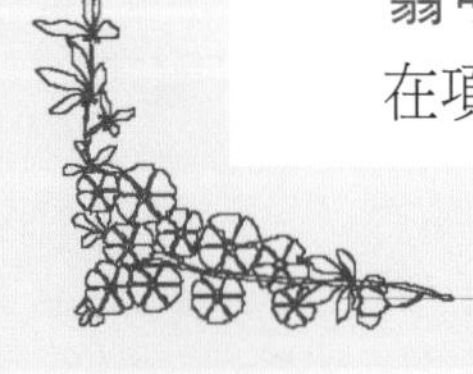

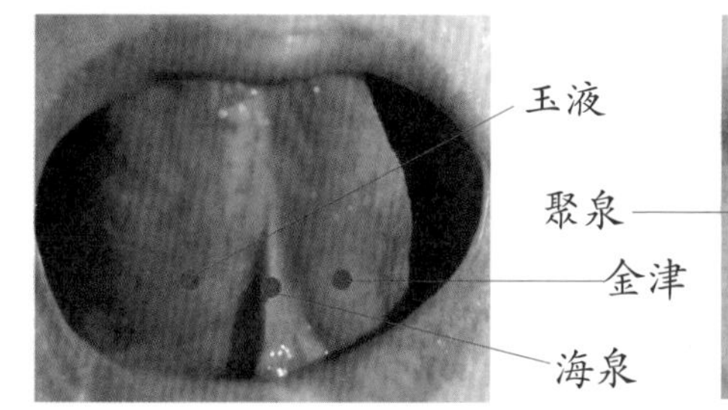

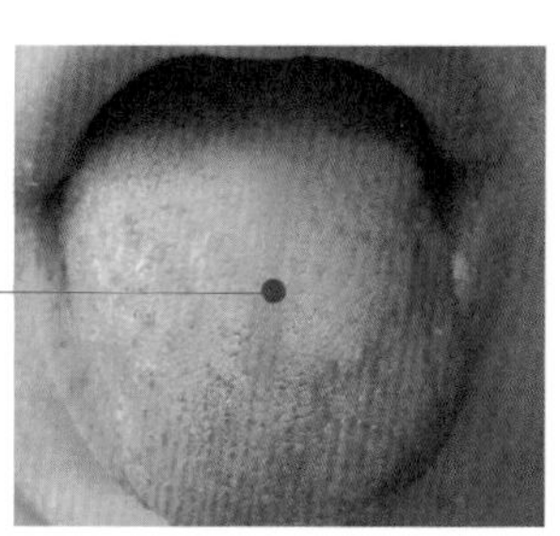

【刺灸法】直刺 0.5～1 寸。

牽正

在面頰部，耳垂前 0.5～1 寸處。

【刺灸法】向前斜刺 0.5～0.8 寸。

安眠

在項部，當翳風穴與風池穴連線的中點。

【刺灸法】直刺 0.8～1.2 寸。

頸百勞（$EX\text{-}HN_{15}$）

在項部，當大椎直上 2 寸，後正中線旁開 1 寸。主治骨蒸潮熱，盜汗自汗，瘰癧，咳嗽，氣喘，頸項強痛。

【刺灸法】直刺 0.5～1 寸。

子宮（$EX\text{-}CA_1$）

在下腹部，當臍中下 4 寸，中極旁開 3 寸。

【刺灸法】直刺 0.8～1.2 寸，可灸。

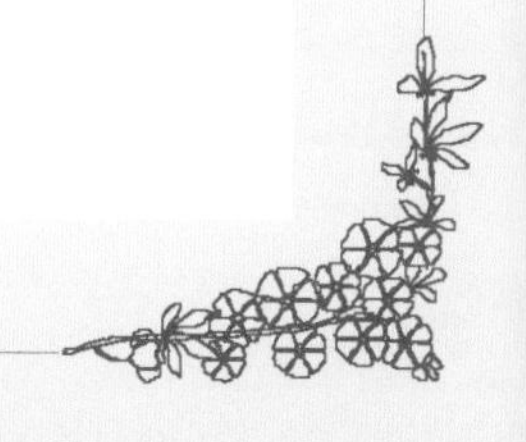

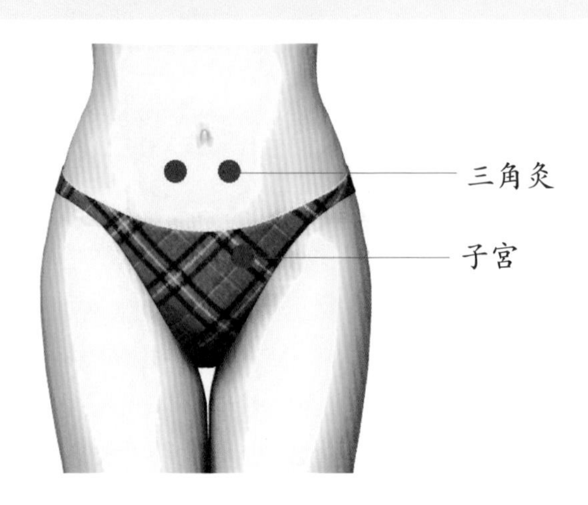

三角灸

以患者兩口角之間的長度為一邊，做等邊三角形，將頂角置於患者臍心，底邊呈水平線，兩底角處是該穴。

【刺灸法】艾炷灸 5～7 壯。

定喘（$EX-B_1$）

在背部，當第 7 頸椎棘突下，旁開 0.5 寸。主治哮喘，咳嗽，落枕，肩背痛，上肢疼痛不舉，蕁麻疹。

【刺灸法】直刺 0.8～1.2 寸。

夾脊（$EX-B_2$）

在背腰部，當第 1 胸椎至第 5 腰椎棘突下兩側，後正中線旁開 0.5 寸，一側十七穴。

【刺灸法】直刺 0.3～0.5 寸，或用梅花針叩刺；可灸。

【附註】此為華佗夾脊，尚有頸夾脊。

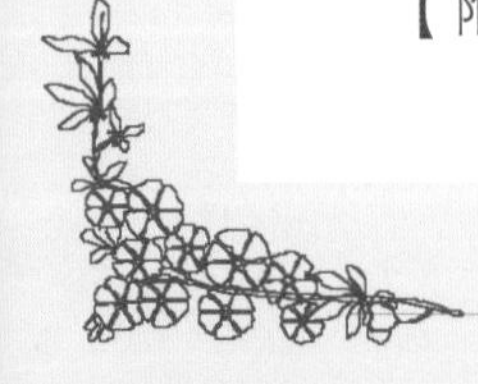

胃脘下兪（EX-B_3）

在背部，當第 8 胸椎棘突下，旁開 1.5 寸。

【刺灸法】斜刺 0.3～0.5 寸。

痞根（EX-B_4）

在腰部，當第 1 腰椎棘突下，旁開 3.5 寸。

【刺灸法】直刺 0.5～1 寸，可灸。

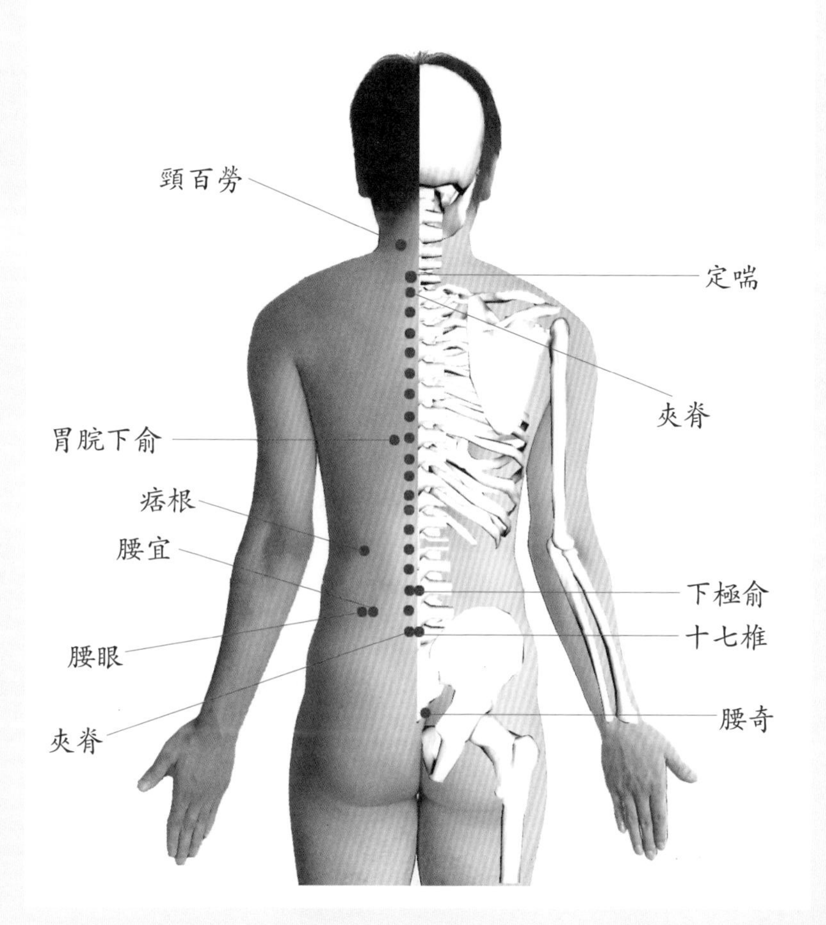

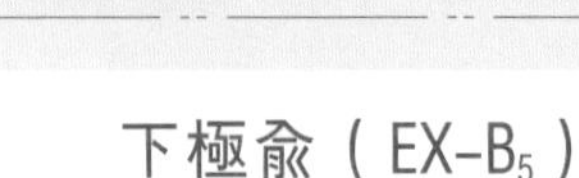

下極俞（EX-B_5）

在腰部，第 3 椎腰棘突下，當後正中線上。

【刺灸法】直刺 0.5～1 寸。

腰宜（EX-B_6）

在腰部，當第 4 腰椎棘突下，旁開 3 寸。

【刺灸法】直刺 1.0～1.5 寸，或針後拔罐。

腰眼（EX-B_7）

在腰部，當第 4 腰椎棘突下旁開約 3.5 寸凹陷中。

【刺灸法】直刺 0.5～1 寸。

十七椎（EX-B_8）

在腰部，當後正中線上，第 5 腰椎棘突下。

【刺灸法】直刺 0.5～1 寸。

腰奇（EX-B_9）

在骶部，當尾骨端直上 2 寸，骶角之間凹陷中。

【刺灸法】向上平刺 1～1.5 寸。

肩前

在肩部，正坐垂臂，當腋前紋頭頂端與肩穴連線的中點。

【刺灸法】直刺 1～1.5 寸。

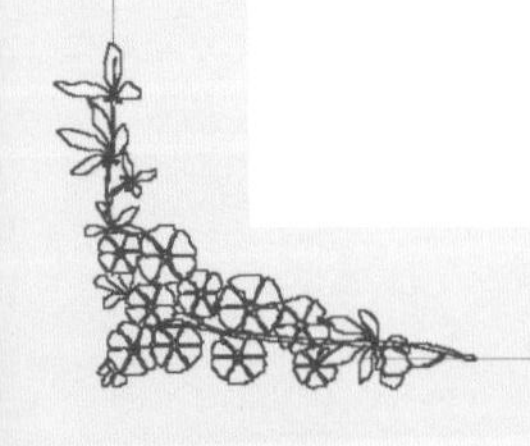

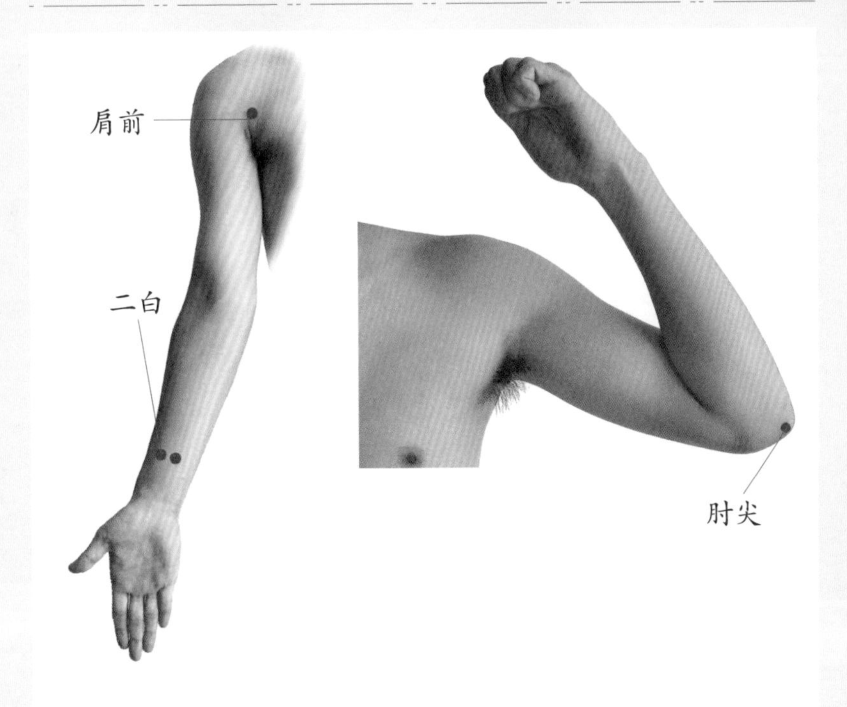

肘尖（EX-UE1）
在肘後部，屈肘，當尺骨鷹嘴的尖端。
【刺灸法】灸。

二白（EX-UE2）
在前臂掌側，腕橫紋上 4 寸，橈側腕屈肌腱的兩側，一側二穴。
【刺灸法】直刺 0.5～0.8 寸。

中泉（EX-UE3）
在腕背側橫紋中，當指總伸肌腱橈側的凹陷處。
【刺灸法】直刺 0.3～0.5 寸。

中魁（$EX\text{-}UE_4$）

在中指背側近側指間關節的中點處。

【刺灸法】灸。

大骨空（$EX\text{-}UE_5$）

在拇指背側指間關節的中點處。

【刺灸法】灸。

小骨空（$EX\text{-}UE_6$）

在小指背側近側指間關節的中點處。

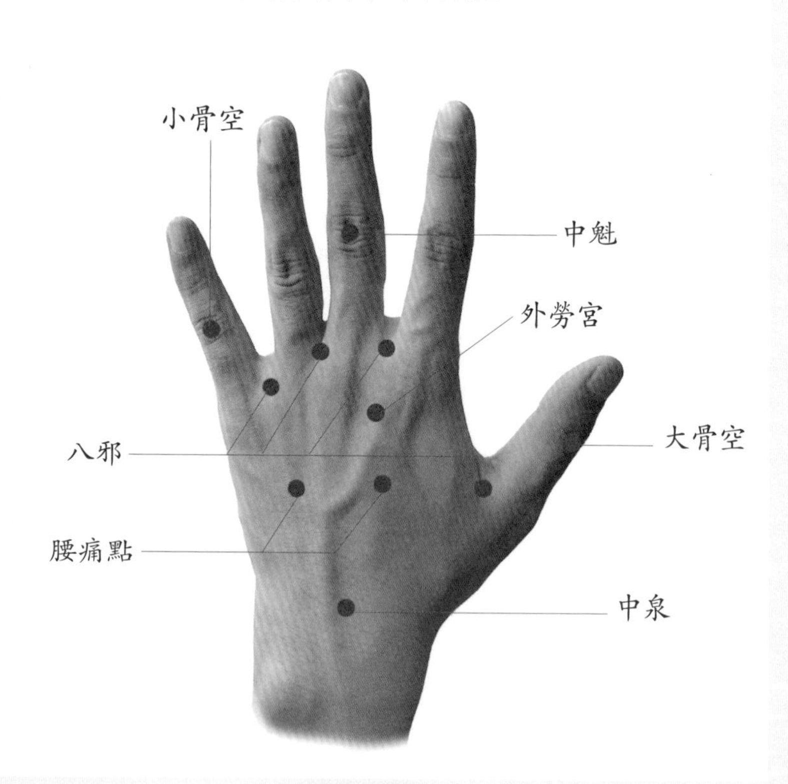

【刺灸法】灸。

腰痛點（$EX-UE_7$）

在手背側，當第 2、3 掌骨及第 4、5 掌骨之間，當腕橫紋與掌指關節中點處，一側二穴。

【刺灸法】直刺 0.3～0.5 寸，可灸。

外勞宮（$EX-UE_8$）

在手背側，第 2、3 掌骨之間，掌指關節後 0.5 寸。

【刺灸法】直刺 0.5～0.8 寸。

八邪（$EX-UE_9$）

在手背側，微握拳，第 1～5 指間，指蹼緣後方赤白肉際處，左右共八穴。

【刺灸法】向上斜刺 0.5～0.8 寸，或點刺出血。

四縫（$EX-UE_{10}$）

在第 2～5 指掌面側，近端指關節的中點，一側四穴。主治疳積，百日咳，腸蟲症，小兒腹泄，咳嗽氣喘。

【刺灸法】點刺 0.1～0.2 寸，擠出少量黃白色透明樣黏液或出血。

十宣（$EX-UE_{11}$）

在手十指尖端，距指甲游離緣 0.1 寸，左右共十穴。主治昏迷，暈厥，中暑，熱病，小兒驚厥，咽喉腫痛，指端麻木。

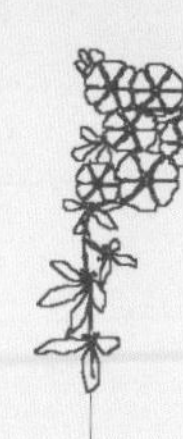

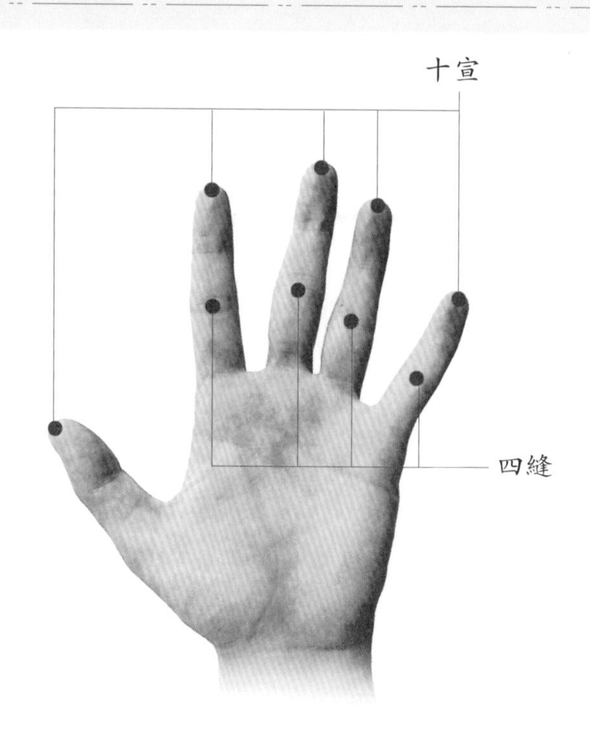

【刺灸法】直刺 0.1～0.2 寸，或用三棱針點刺出血。

髖骨（EX-LE$_1$）

在大腿前面下部，當梁丘兩旁各 1.5 寸，一側二穴。

【刺灸法】直刺 0.3～0.5 寸，可灸。

鶴頂（EX-LE$_2$）

在膝上部，髕底的中點上方凹陷處。

【刺灸法】直刺 0.5～0.8 寸，可灸。

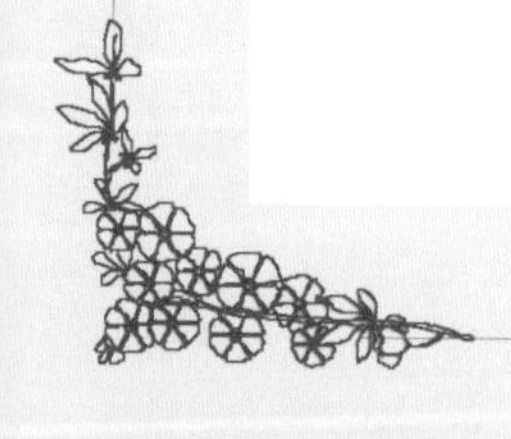

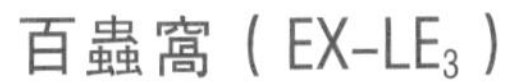

百蟲窩（EX-LE$_3$）

屈膝，在大腿內側，髕底內側端上 3 寸，即血海上 1 寸。主治皮膚瘙癢，風疹塊，下部生瘡，蛔蟲病。

【刺灸法】直刺 0.5～1 寸，可灸。

內膝眼（EX-LE$_4$）

屈膝，在髕韌帶內側凹陷處。

【刺灸法】向膝中斜刺 0.5～1 寸，或向對側透刺；可灸。

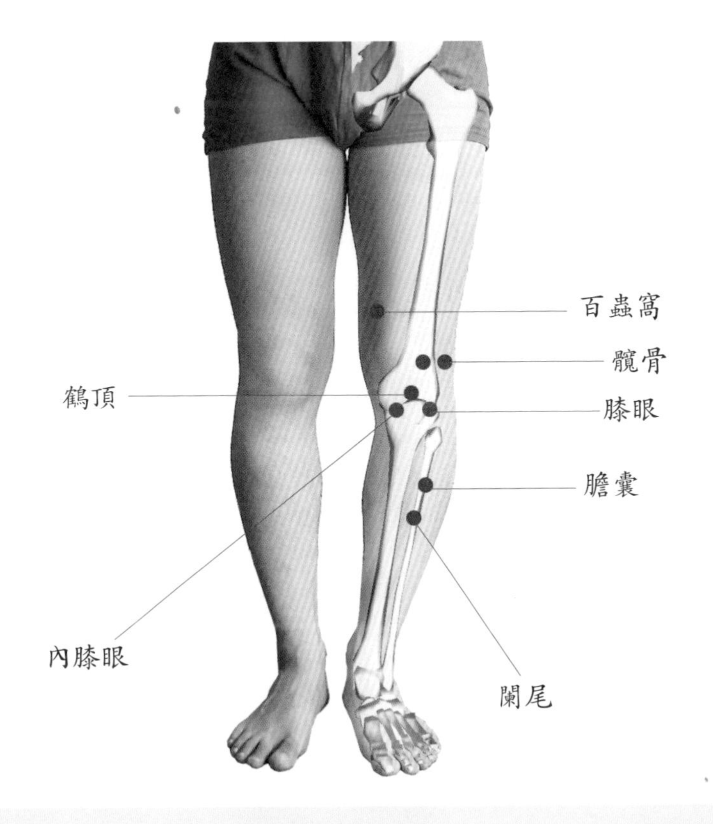

膝眼（EX-LE$_5$）

屈膝，在髕韌帶兩側凹陷處，即內側的內膝眼與外側的犢鼻穴。

【刺灸法】向膝中斜刺 0.5～1 寸，或透刺對側膝眼；可灸。

膽囊（EX-LE$_6$）

在小腿外側上部，當腓骨小頭前下方凹陷處（陽陵泉）直下 2 寸。

【刺灸法】直刺 1～1.5 寸，可灸。

闌尾（EX-LE$_7$）

在小腿前側上部，當犢鼻下 5 寸，脛骨前緣旁開一橫指。

【刺灸法】直刺 0.5～1 寸，可灸。

內踝尖（EX-LE$_8$）

在足內側面，內踝的凸起處。

【刺灸法】灸法。

外踝尖（EX-LE$_9$）

在足外側面，外踝的凸起處。

【刺灸法】用三棱針點刺出血。

八風（EX-LE$_{10}$）

在足背側，第 1～5 趾間，趾蹼緣後方赤白肉際處，一

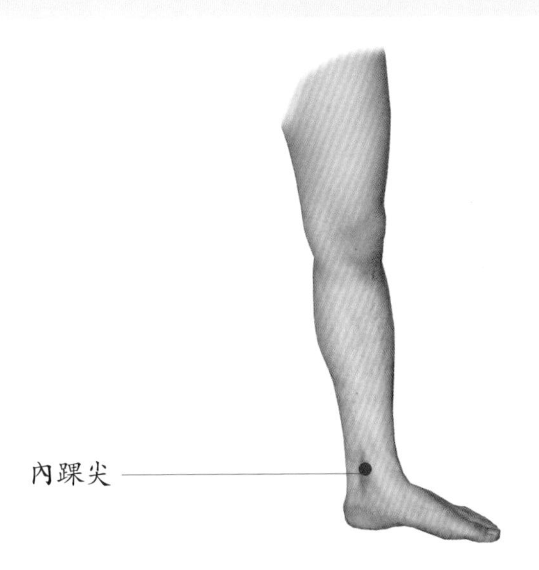

側四穴，左右共八穴。

【刺灸法】斜刺 0.5～0.8 寸，或用三棱針點刺出血；可灸。

獨陰（EX-LE$_{11}$）

在足第 2 趾的蹠側遠側趾間關節的中點。

【刺灸法】直刺 0.1～0.2 寸，可灸。

氣端（EX-LE$_{12}$）

在足十趾尖端，距趾甲游離緣 0.1 寸，左右共十穴。

【刺灸法】直刺 0.1～0.2 寸，可灸。

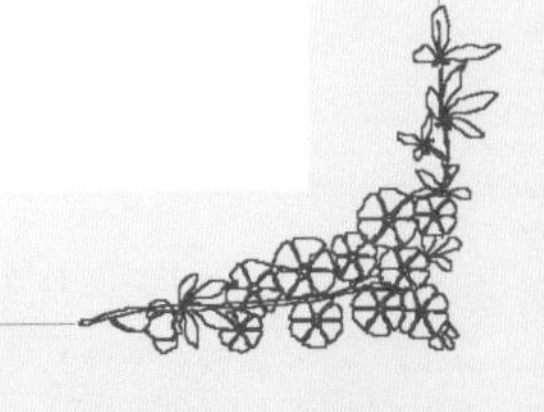

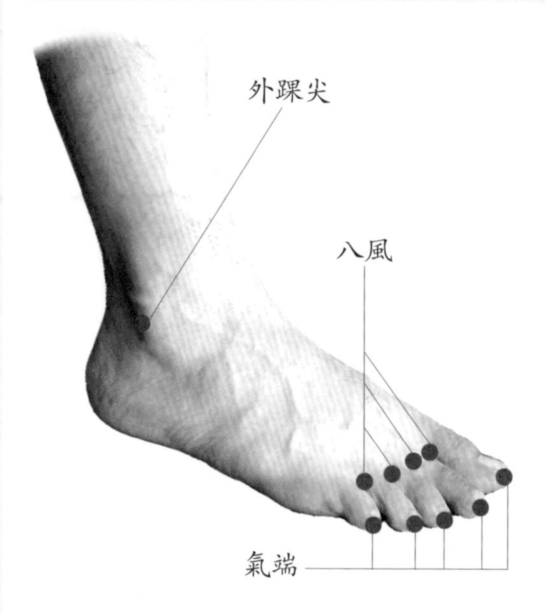
外踝尖
八風
氣端

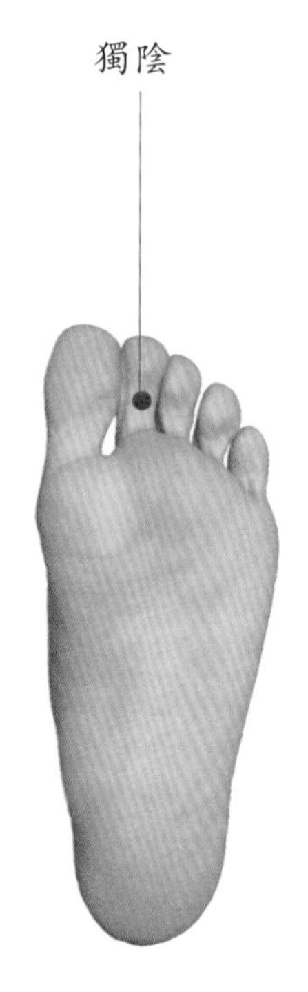
獨陰

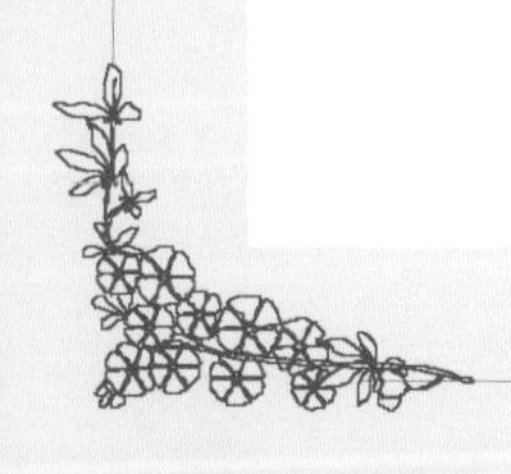

附　人體經絡與骨度分寸總圖

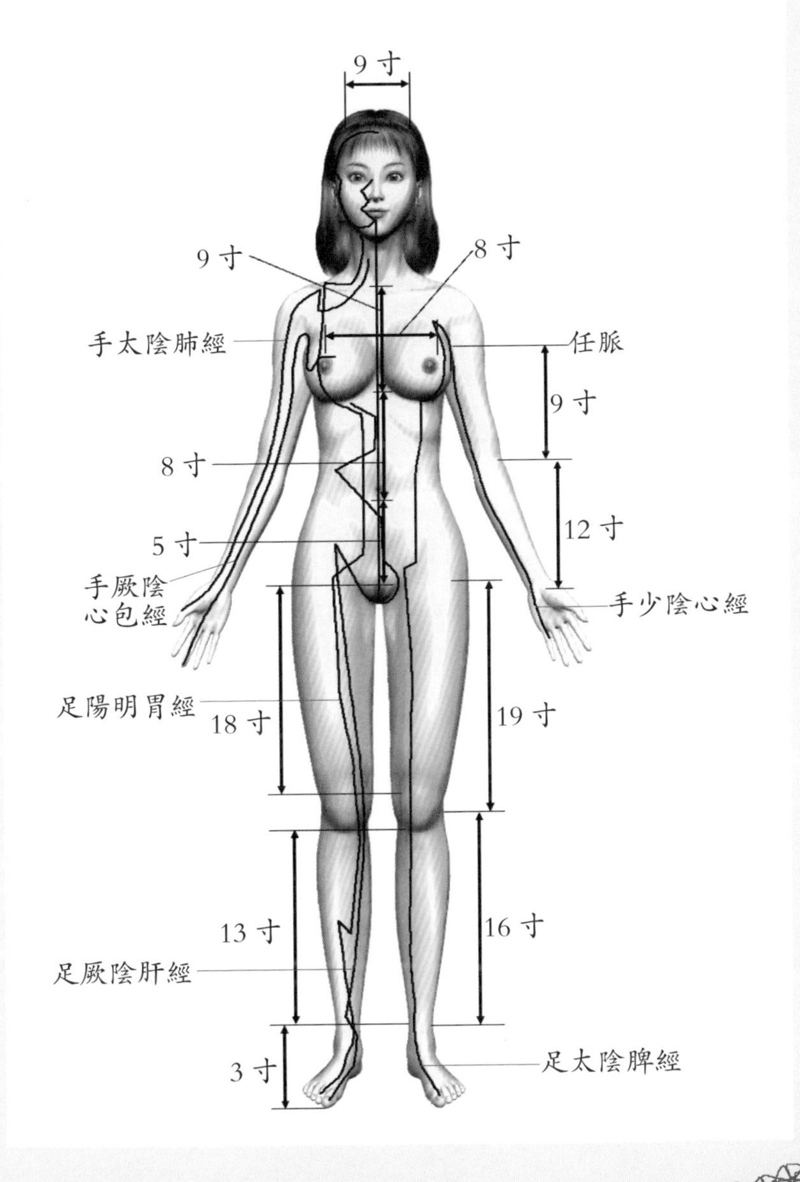

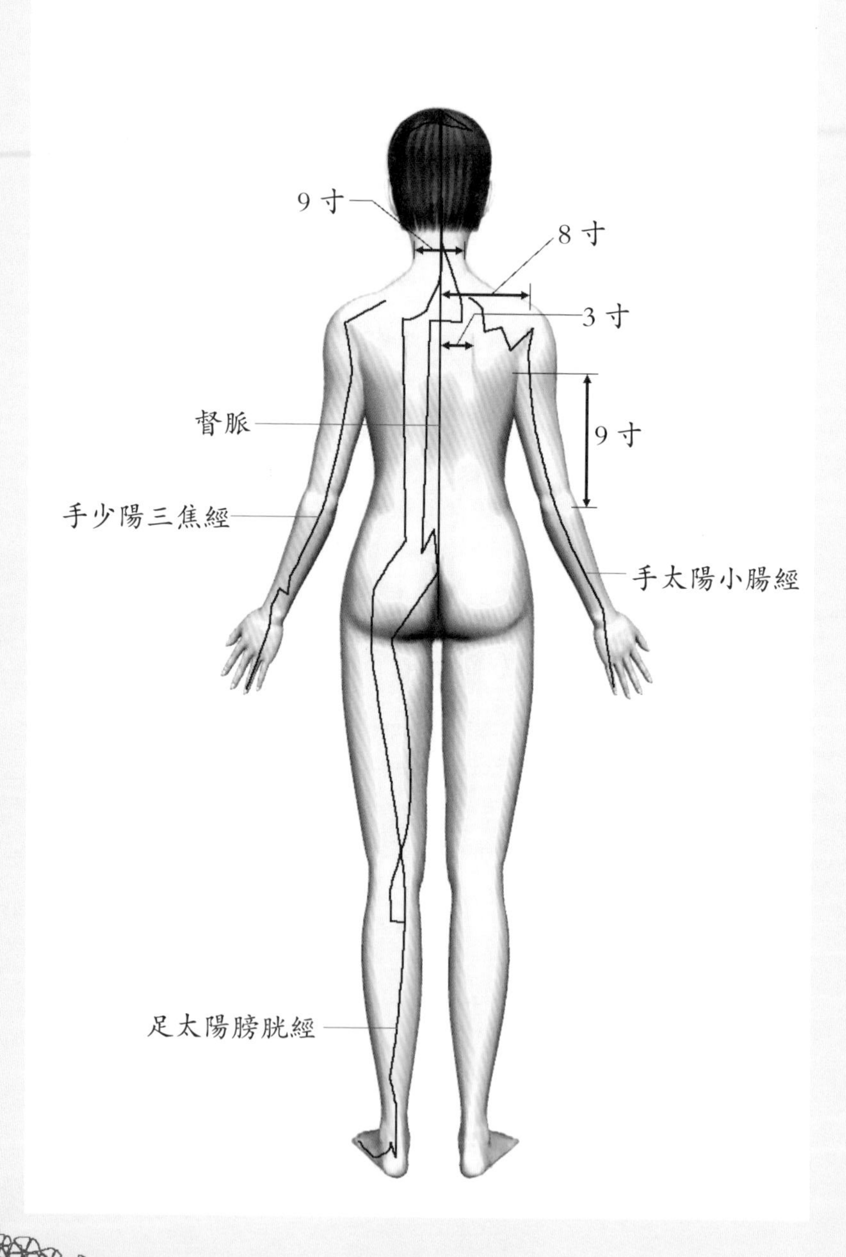
9寸
8寸
3寸
督脈
9寸
手少陽三焦經
手太陽小腸經
足太陽膀胱經

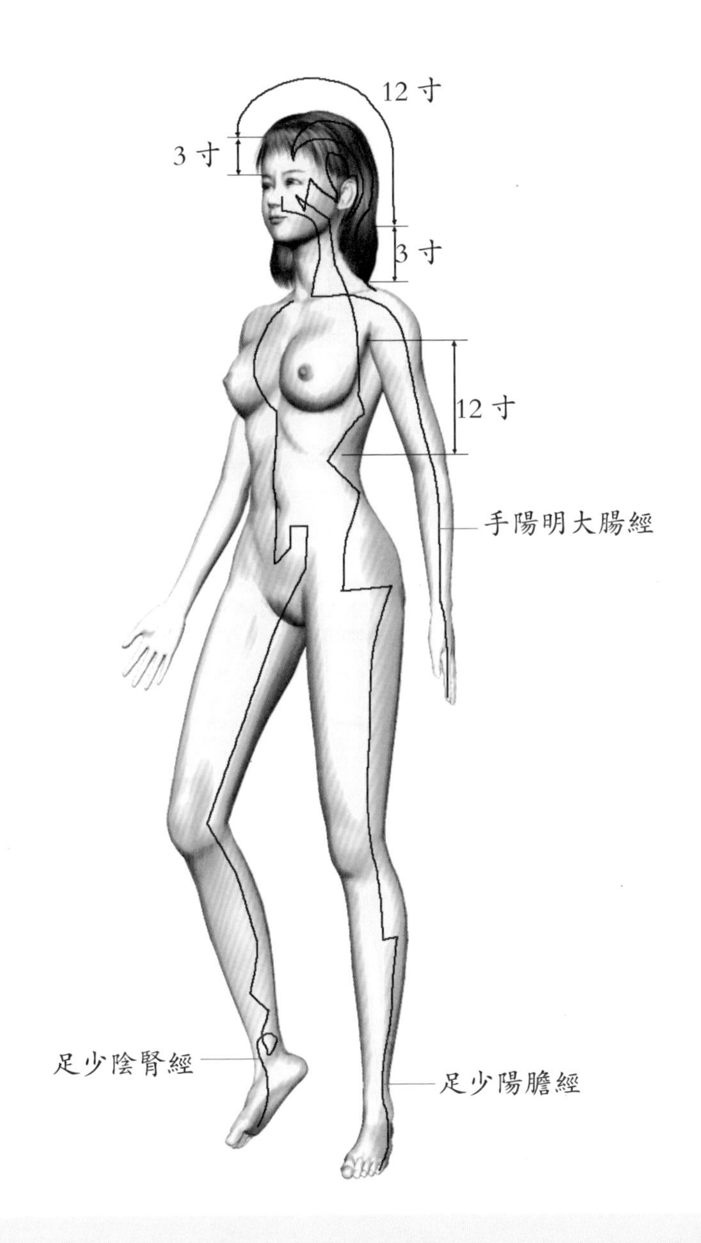
12 寸
3 寸
3 寸
12 寸
手陽明大腸經
足少陰腎經
足少陽膽經

國家圖書館出版品預行編目資料

圖解針灸經絡穴位 / 王 穎 編著
－初版－臺北市：大展，2010【民 99.01】
面；21 公分－（中醫保健站；27）
ISBN 978-957-468-725-1（平裝）
1.針灸　2.經絡　3.經穴
413.91　　98020685

圖解針灸經絡穴位

編　　著／王　　穎
責任編輯／壽　亞　荷
發 行 人／蔡　森　明
出 版 者／大展出版社有限公司
社　　址／台北市北投區（石牌）致遠一路 2 段 12 巷 1 號
電　　話／(02) 28236031・28236033・28233123
傳　　真／(02) 28272069
郵政劃撥／01669551
網　　址／www.dah-jaan.com.tw
E-mail／service@dah-jaan.com.tw
登 記 證／局版臺業字第 2171 號
承 印 者／弼聖彩色印刷有限公司
裝　　訂／丞安裝訂有限公司
排 版 者／弘益電腦排版有限公司
授 權 者／遼寧科學技術出版社
初版 1 刷／2010 年（民 99 年）1 月
初版 2 刷／2014 年（民 103 年）10 月　　定價 / 200 元

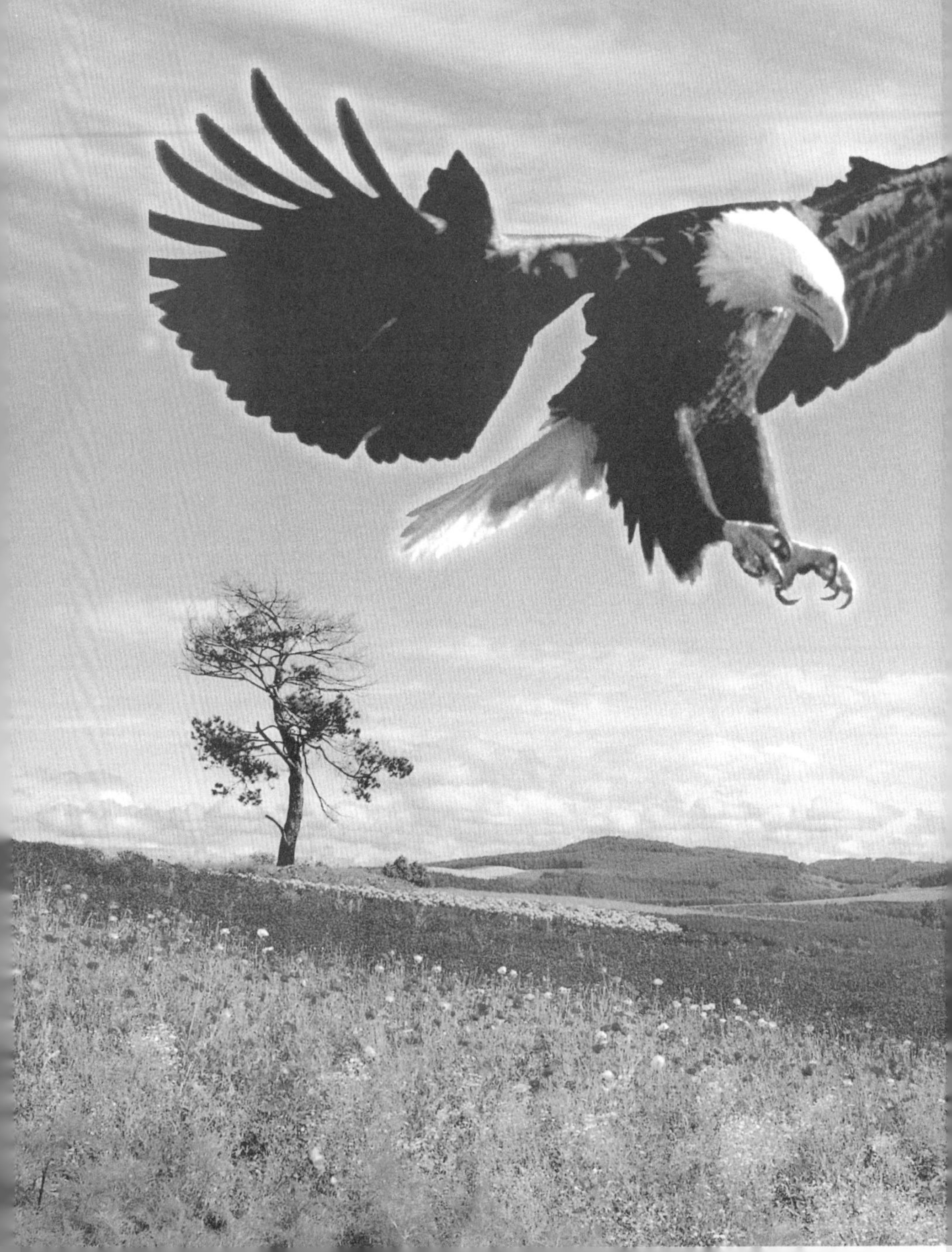
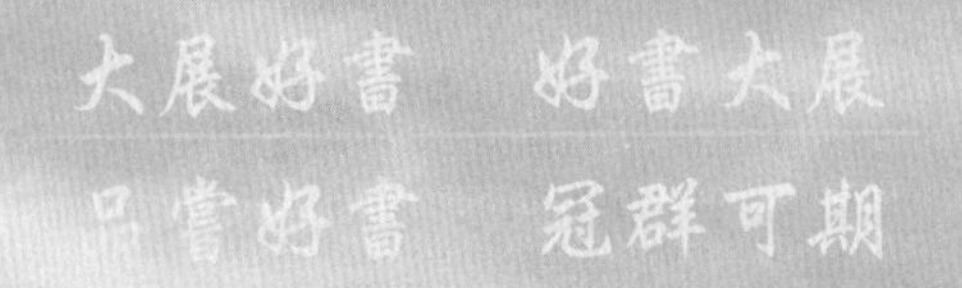
大展好書　好書大展
品嘗好書　冠群可期

大展好書　好書大展

品嘗好書　冠群可期